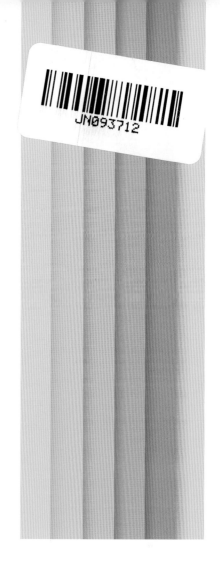

歯科衛生学シリーズ

# 障害者歯科学

一般社団法人
全国歯科衛生士教育協議会　監修

医歯薬出版株式会社

●執 筆（執筆順，＊執筆者代表）

向井 美惠＊　昭和大学名誉教授
佐藤 陽子　宮城高等歯科衛生士学院教務主任
井樋加奈子　日本大学松戸歯学部付属病院歯科衛生室
千綿かおる　元九州歯科大学歯学部口腔保健学科口腔機能支援学講座教授
篠塚 修　東京医科歯科大学歯学部非常勤講師
小笠原 正　よこすな歯科クリニック院長
田中 陽子　日本大学松戸歯学部障害者歯科学講座講師
秋山 茂久　大阪大学歯学部附属病院障害者歯科治療部准教授
大岡 貴史　明海大学歯学部機能保存回復学講座摂食嚥下リハビリテーション学分野教授
村上 旬平　大阪大学歯学部附属病院障害者歯科治療部講師
角谷久美代　元大阪府立病院機構 大阪急性期・総合医療センター医療技術部歯科衛生室
金髙 洋子　大阪府立病院機構 大阪急性期・総合医療センター医療技術部歯科衛生室
藤原 富江　大阪府立病院機構 大阪急性期・総合医療センター医療技術部歯科衛生室主任
溝口理知子　特定非営利活動法人 きらっとはーと理事長
小暮 弘子　東京都立心身障害者口腔保健センター歯科衛生士主査
日山 邦枝　昭和大学学事部学事課

柴田 由美　昭和大学大学院保健医療学研究科講師
小田 奈央　昭和大学歯科病院歯科衛生士室
筒井 睦　元梅花女子大学看護保健学部口腔保健学科教授
村井 朋代　宝塚医療大学医療保健学部口腔保健学科准教授
中野恵美子　目白大学短期大学部歯科衛生学科教授
芳賀 留美　芳賀デンタルクリニック湘南
望月かおり　芳賀デンタルクリニック湘南
三輪 直子　芳賀デンタルクリニック湘南
石井里加子　オーラルヘルスサポート歯科すみだ
南 菜穂子　静岡市障害者歯科保健センター
高木 信恵　九州大学病院医療技術部歯科衛生室
花房千重美　加古川歯科保健センター
植田 郁子　神奈川歯科大学附属横浜クリニック歯科衛生科

●編 集（五十音順）

遠藤 圭子　元東京医科歯科大学大学院准教授
白鳥たかみ　東京歯科大学短期大学歯科衛生学科講師
畠中 能子　関西女子短期大学歯科衛生学科教授
松井 恭平　千葉県立保健医療大学名誉教授
森崎市治郎　梅花女子大学看護保健学部口腔保健学科客員教授

This book is originally published in Japanese
Under the title of :

SHIKAEISEIGAKU‑SHIRĪZU
SHŌGAISHASHIKAGAKU
（The Science of Dental Hygiene : A Series of Textbooks
　—Special Needs Dentistry）

Edited by The Japan Association for Dental Hygienist Education

© 2023 1st ed.

ISHIYAKU PUBLISHERS, INC.
　7‑10, Honkomagome 1 chome, Bunkyo‑ku,
　Tokyo 113‑8612, Japan

# 『歯科衛生学シリーズ』の誕生

　全国歯科衛生士教育協議会が監修を行ってきた歯科衛生士養成のための教科書のタイトルを，従来の『最新歯科衛生士教本』から『歯科衛生学シリーズ』に変更させていただくことになりました．2022年度は新たに改訂された教科書2点を，2023年度からはすべての教科書のタイトルを『歯科衛生学シリーズ』としていくことになります．

　全衛協が監修及び編集を行ってきた教科書としては，『歯科衛生士教本』，『新歯科衛生士教本』，『最新歯科衛生士教本』があり，その時代にあわせて改訂・発刊をしてきました．しかし，これまでの『歯科衛生士教本』には「歯科衛生士」という職種名がついていたため，医療他職種からは職業としての「業務マニュアル」を彷彿させると，たびたび指摘されてきました．さらに，一部の歯科医師からは歯科衛生士の教育に学問は必要ないという誤解を生む素地にもなっていたようです．『歯科衛生学シリーズ』というタイトルには，このような指摘・誤解に応えるとともに学問としての【歯科衛生学】を示す目的もあるのです．

　『歯科衛生学シリーズ』誕生の背景には，全国歯科衛生士教育協議会の2021年5月の総会で承認された「歯科衛生学の体系化」という歯科衛生士の教育および業務に関する大きな改革案の公開があります．この報告では，「口腔の健康を通して全身の健康の維持・増進をはかり，生活の質の向上に資するためのもの」を「歯科衛生」と定義し，この「歯科衛生」を理論と実践の両面から探求する学問が【歯科衛生学】であるとしました．【歯科衛生学】は基礎歯科衛生学・臨床歯科衛生学・社会歯科衛生学の3つの分野から構成されるとしています．また，令和4年には歯科衛生士国家試験出題基準も改定されたことから，各分野の新しい『歯科衛生学シリーズ』の教科書の編集を順次進めております．

　教育年限が3年以上に引き上げられて，短期大学や4年制大学も2桁の数に増加し，「日本歯科衛生教育学会」など【歯科衛生学】の教育に関連する学会も設立され，【歯科衛生学】の体系化も提案された今，自分自身の知識や経験が整理され，視野の広がりは臨床上の疑問を解くための指針ともなり，自分が実践してきた歯科保健・医療・福祉の正当性を検証することも可能となります．日常の身近な問題を見つけ，科学的思考によって自ら問題を解決する能力を養い，歯科衛生業務を展開していくことが令和の時代に求められています．

2023年1月

一般社団法人　全国歯科衛生士教育協議会理事長

眞木　吉信

# 最新歯科衛生士教本の監修にあたって
## ―歯科衛生学の確立へ向けて―

　生命科学や科学技術を基盤とした医学・歯学の進歩により，歯科衛生士養成を目的とした教育内容の情報量は著しく増加し，医療分野の専門化と技術の高度化が進んでいます．この間，歯科衛生士の養成教育にも質的・量的な充実が要求され，たび重なる法制上の整備や改正が行われてきました．平成17（2005）年4月には，今日の少子高齢化の進展，医療の高度化・多様化など教育を取り巻く環境の変化に伴い，さらなる歯科衛生士の資質向上をはかることを目的として，歯科衛生士学校養成所指定規則の改正が行われ，平成22（2010）年にすべての養成機関で修業年限が3年制以上となり，平成25（2013）年3月の卒業生はすべて3年以上の教育を受けた者となりました．

　21世紀を担っていく歯科衛生士には，さまざまな課題が課せられています．今日では，健康志向の高まりや口腔機能の重要性が叫ばれるなか，生活習慣病としてのう蝕や歯周病はもちろん，全身疾患，摂食嚥下障害を有する患者や介護を要する高齢者の増加に対して，これまで以上に予防や食べる機能を重視し，口腔と全身の関係を考慮し他職種と連携しながら対応していくことが求められています．また，新しい歯科材料の開発やインプラントなどの高度先進医療が広く普及するに伴って患者のニーズも多様化しつつあり，それらの技術に関わるメインテナンスなどの新たな知識の習得も必須です．歯科衛生士には，こうした社会的ニーズに則したよりよい支援ができる視点と能力がますます必要になってきており，そのためには業務の基盤となる知識と技術の習得が基本となります．

　平成25年に設立50周年を迎えた全国歯科衛生士教育協議会では，このような社会的要請に対応すべく，活動の一環として，昭和47（1972）年，本協議会最初の編集となる「歯科衛生士教本」，昭和57（1982）年修業年限が2年制化された時期の「改訂歯科衛生士教本」，平成3（1991）年歯科衛生士試験の統一化に対応した「新歯科衛生士教本」を編集しました．そして今回，厚生労働省の「歯科衛生士の資質向上に関する検討会」で提示された内容および上記指定規則改正を踏まえ，本協議会監修の全面改訂版「最新歯科衛生士教本」を発刊するに至りました．

　本シリーズは，歯科衛生士の養成教育に永年携わってこられ，また歯科医療における歯科衛生士の役割などに対して造詣の深い，全国の歯科大学，歯学部，医学部，

歯科衛生士養成機関，その他の関係機関の第一線で活躍されている先生方に執筆していただき，同時に内容・記述についての吟味を経て，歯科衛生士を目指す学生に理解しやすいような配慮がなされています．

　本協議会としては，歯科衛生士養成教育の充実発展に寄与することを目的として，平成22（2010）年3月に「ベーシック・モデル・カリキュラム」を作成し，3年制教育への対応をはかりました．その後，平成24（2012）年3月には，著しく膨大化した歯科衛生士の養成教育を「歯科衛生学」としてとらえ，その内容を精選し，歯科衛生士としての基本的な資質と能力を養成するために，卒業までに学生が身に付けておくべき必須の実践能力の到達目標を提示した「歯科衛生学教育コア・カリキュラム」を作成したところです．今後の歯科衛生士教育の伸展と歯科衛生学の確立に向け，本シリーズの教育内容を十分活用され，ひいては国民の健康およびわが国の歯科医療・保健の向上におおいに寄与することを期待しています．

　最後に本シリーズの監修にあたり，多くのご助言とご支援，ご協力を賜りました先生方，ならびに全国の歯科衛生士養成機関の関係者に心より厚く御礼申し上げます．


　2013年5月

　　　　　　　　　　　　　一般社団法人　全国歯科衛生士教育協議会理事長
　　　　　　　　　　　　　　　　　　　眞木　吉信

# 発刊の辞

　今日，歯科衛生士は，高齢社会に伴う医療問題の変化と歯科衛生士の働く領域の拡大などの流れのなか，大きな転換期に立たされています．基礎となる教育に求められる内容も変化してきており，社会のニーズに対応できる教育を行う必要性から2005（平成17）年4月に歯科衛生士学校養成所指定規則が改正され，歯科衛生士の修業年限は2年以上から3年以上に引き上げられ，2010年4月からは全校が3年以上となりました．

　また，「日本歯科衛生学会」が2006年11月に設立され，歯科衛生士にも学術研究や医療・保健の現場における活躍の成果を発表する場と機会が，飛躍的に拡大しました．さらに，今後ますます変化していく歯科衛生士を取り巻く環境に十分対応しうる歯科衛生士自身のスキルアップが求められています．

　「最新歯科衛生士教本」は上記を鑑み，前シリーズである「新歯科衛生士教本」の内容を見直し，現在の歯科衛生士に必要な最新の内容を盛り込むため，2003年に編集委員会が組織されて検討を進めてまいりましたが，発足以来，社会の変化を背景に，多くの読者からの要望が編集委員会に寄せられるようになりました．そこで，この編集委員会の発展継承をはかり，各分野で歯科衛生士教育に関わる委員を迎えて2008年から編集委員の構成を新たにし，改めて編集方針や既刊の教本も含めた内容の再点検を行うことで，発行体制を強化しました．

　本シリーズでは「考える歯科衛生士」を育てる一助となるよう，読みやすく理解しやすい教本とすることを心がけました．また，到達目標を明示し，用語解説や歯科衛生士にとって重要な内容を別項として記載するなど，新しい体裁を採用しています．

　なお，重要と思われる事項については，他分野の教本と重複して記載してありますが，科目間での整合性をはかるよう努めています．

　この「最新歯科衛生士教本」が教育で有効に活用され，歯科衛生士を目指す学生の知識修得，および日頃の臨床・臨地実習のお役に立つことを願ってやみません．

2013年5月

最新歯科衛生士教本編集委員会

松井恭平*　合場千佳子　遠藤圭子　栗原英見　高阪利美
白鳥たかみ　末瀬一彦　田村清美　戸原　玄　畠中能子
福島正義　藤原愛子　前田健康　眞木吉信　升井一朗
松田裕子　水上美樹　森崎市治郎　山田小枝子　山根　瞳
（*編集委員長，五十音順）

# 第 2 版 執筆の序

　歯科衛生士は，歯科医師をはじめ多くの保健，医療，福祉，教育などに関係する職種と協働して，子どもから高齢者まで，健康な人も病気の人も障害のない人もある人も，すべての人を対象とし，歯・口腔の健康の維持と回復をとおして，健康増進と機能回復，生活の支援と社会参加の推進に関わっていくという重要な役割を担っています．そして，その役割の重要性は，ますます高まっています．

　最新歯科衛生士教本『障害者歯科 第2版』の執筆者は，歯科医師とともに歯科衛生士養成教育や歯科衛生の研究などに従事している歯科衛生士と，臨床の場で特別な配慮を必要（スペシャルニーズ）とする患者さんに歯科医療サービスを日々提供している歯科衛生士たちが主体となり，「障害者歯科」を学ぶみなさんのために書かれた教本です．職種の専門性を柱として，これからの歯科衛生士にとっては必須のスペシャルニーズを理解し，対応するときに基本となる考え方，知識と技術をまとめました．

　わが国は超高齢社会に突入し，また，医学の進歩に伴い「障害者」の概念も変わってきました．「障害者総合支援法」（旧障害者自立支援法）では，障害者の範囲（障害児の範囲も同様に対応）が制度の谷間を埋めるべく，障害者の範囲に難病なども加えられました．このような社会変化は，従来の盲（もう），聾（ろう），肢体不自由や知的障害，精神障害などに加えて，広汎性発達障害，注意欠陥/多動性障害や学習障害，種々の難病など，スペシャルニーズのある人たちへの専門性の高い歯科医療の支援を求めています．

　さらに，このような社会背景は，スペシャルニーズのある人たちへの医療・保健における支援の専門性の高さに加えて，関与する職種間の連携を必要とします．そして医療においては，チーム医療が求められます．他職種とのチーム医療が最も必要とされる歯科医療領域の一つが，スペシャルニーズ歯科領域です．歯科衛生士はその専門性をとおして，医療のみならず，保健，福祉，教育などの場において，多くの職種と連携して協働しながら歯科医療，歯科保健を担い，スペシャルニーズのある人の QOL の向上に寄与する重要な役割が期待されています．

　読者のみなさんがこの教本の内容を素養に歯科衛生士として研鑽し，専門職として活躍されるとともに，将来は医療人としての生きがいをみつけ，社会に貢献されることを願っています．

　2013 年 5 月

執筆者代表　向井　美惠

# 第1版 執筆の序

　昨今の臨床現場での歯科衛生士の役割の拡大は，障害者歯科や高齢者歯科の現場でも例外ではありません．しかしながら，その知識・技術を学ぶ場は，臨床の場に出てからであった時代が長く続いています．全国レベルの卒前教育の必要性が叫ばれてきたものの，歯科衛生士の教育は，2年制で行われてきたため時間が足りず，社会が必要としている高齢者歯科や障害者歯科といった科目までは，教科に充分に組み入れられるだけの余裕がないのが現状でした．

　しかし，今後，歯科衛生士教育は3年制に移行し，拡充される方向にあり，障害者歯科に関しても卒前教育が充実するものと期待されます．

　専門性の高い歯科衛生士を目指す学生諸君のために，障害者の歯科医療に関する今日的な診療に適応した教科書が必要とされました．このような状況のもと，この最新歯科衛生士教本「障害者歯科」を世に送り出すことができました．

　障害者歯科の最も重要な特質は，身体的，知的あるいは精神的な障害のある人を対象として，不安や恐怖，リスクが伴う歯科治療をいかにして最小限ですませられるよう障害者の口腔保健管理を行うか，ということではないでしょうか．そのために必要なことは，歯科診療補助・歯科予防処置のみならず，歯科衛生士による歯科保健指導と管理，摂食嚥下障害などに対する障害者へのライフサポートではないかと思われます．

　上記をふまえ，この教本には学生にとって必要な基本的で新しい情報を盛り込むよう心がけました．既刊の最新歯科衛生士教本「高齢者歯科」とペアになることで，この教本は今世紀の歯科衛生士に期待されている活躍の場を拡大し，充実させていくための必要な概念，実践論につながる基本的な知識と技術の供給源となるものと期待されます．

　幸運にもこの教本の発刊に関与できた筆者らは，一様に，障害者への歯科的支援に対して知識，技術をもった歯科衛生士がひとりでも多く育つため，この「障害者歯科」が役立つことを願っています．

　さらに，この教本で育った歯科衛生士が，臨床現場で成長し活躍していくこと，そしてその経験をもって，近い将来よりよい教科書をつくっていく日がくることを期待してやみません．

平成15年8月

執筆者一同

# 障害者歯科学
## CONTENTS

## 7章　地域における障害者歯科 …… 134

＊本書の写真はすべて許諾を得て掲載しています.

# 執筆分担

1章
❶ ……………………… 向井美惠
❷ ……………………… 佐藤陽子
❸❺ …………………… 井樋加奈子
❹❻ …………………… 千綿かおる

2章
❶1. ❷2. 5. 8. ❺3.
　　　　　…………… 篠塚　修
❶2. 3. ❷6. ❻ …… 小笠原正
❶4. ❷7. ❺1. 2. … 田中陽子
❷1. ❺4. 5. ………… 秋山茂久
❷3. ❹ ……………… 大岡貴史
❷4. ❸ ……………… 村上旬平

3章
❶ ………… 角谷久美代, 金髙洋子,
　　　　　　　　　藤原富江
❷ ……………………… 溝口理知子
❸ ……………………… 小暮弘子
❹ ……………………… 小笠原正

4章
❶ ……………………… 日山邦枝
❷ ……………………… 柴田由美
❸ ……………………… 小田奈央

5章
❶❷ …………………… 筒井　睦
❸ ……………………… 村井朋代
❹ ……………………… 中野恵美子

6章
❶❸❻ ………………… 芳賀留美
❷❺❼ ………………… 望月かおり
❹❽ …………………… 三輪直子

7章
❶❷ …………………… 石井里加子
❸ ……………………… 南菜穂子
❹ ……………………… 高木信恵
❺ ……………………… 花房千重美
❻ ……………………… 植田郁子

8章 ……… 佐藤陽子, 石井里加子

# 1章 障害の概念

**到達目標**

❶スペシャルニーズおよび障害者の概念を説明できる.
❷ICF について説明できる.
❸障害の受容, リハビリテーションと QOL が説明できる.
❹ノーマライゼーションとバリアフリーを説明できる.
❺障害のある人と福祉制度について説明できる.

# 1 — 歯科医療におけるスペシャルニーズ

　われわれが生活する現代社会では, 盲（もう）や聾（ろう）, 肢体不自由や知的障害に加えて, 精神障害や内部障害のある人, さらには発達障害のある人など, 特別な配慮と対応を必要とする人たち（スペシャルニーズのある人たち）が多くなってきている.

　歯科衛生士には, 心や身体, 生活と環境の面にみられるスペシャルニーズを理解すること, そして保健, 医療の専門職種として, そのニーズに適切に対応（スペシャルケア）できる資質がこれまで以上に求められている.

## 1. 障害者とは

　国際連合総会決議（1975.12.9）では, 障害者とは「先天的か否かにかかわらず身体的または精神的能力の障害のために, 通常の個人的生活ならびに社会生活に必要なことを自分自身では, 完全にまたは部分的にできない人」と定義している.

　わが国では, 障害者は「障害者基本法」で「障害がある者であって, 障害及び社会的障壁により継続的に日常生活又は社会生活に相当な制限を受ける状態にあるもの」と定義されている. これは, 障害者が受ける制限は, 機能障害によって生じるだけではなく, 社会におけるさまざまな障壁と相対することによっても生じるという, いわゆる「社会モデル」の考え方を踏まえたものになっている.「障害者基本法」における「障害」の範囲については, 発達障害や難病などによる障害も含まれることを明確にするため,「身体障害, 知的障害, 精神障害（発達障害を含む.）そ

表1-1　わが国の障害のある人の状況（「平成30年版 障害者白書」）

| | | 総　数 | 在宅者 | 施設入所者 |
|---|---|---|---|---|
| 身体障害児・者 | 18歳未満 | 7.1万人 | 6.8万人 | 0.3万人 |
| | 18歳以上 | 419.4万人 | 412.5万人 | 6.9万人 |
| | 年齢不詳 | 9.3万人 | 9.3万人 | 0.0万人 |
| | 総計 | 436.0万人 | 428.7万人 | 7.3万人 |
| 知的障害児・者 | 18歳未満 | 22.1万人 | 21.4万人 | 0.7万人 |
| | 18歳以上 | 84.2万人 | 72.9万人 | 11.3万人 |
| | 年齢不詳 | 1.8万人 | 1.8万人 | 0.0万人 |
| | 総計 | 108.2万人 | 96.2万人 | 12.0万人 |

| | | 総　数 | 外来患者 | 入院患者 |
|---|---|---|---|---|
| 精神障害者 | 20歳未満 | 26.9万人 | 26.6万人 | 0.3万人 |
| | 20歳以上 | 365.5万人 | 334.6万人 | 30.9万人 |
| | 年齢不詳 | 1.0万人 | 1.0万人 | 0.1万人 |
| | 総計 | 392.4万人 | 361.1万人 | 31.3万人 |

注1：精神障害者の数は，ICD-10の「V精神及び行動の障害」から知的障害（精神遅滞）を除いた数に，てんかんと
アルツハイマーの数を加えた患者数に対応している.
注2：身体障害児・者の施設入所者数には，高齢者関係施設入所者は含まれていない.
注3：四捨五入で人数を出しているため，合計が一致しない場合がある.

資料：
「身体障害者」
在宅者：厚生労働省「生活のしづらさなどに関する調査」（平成28年）
施設入所者：厚生労働省「社会福祉施設等調査」（平成27年）等より厚生労働省社会・援護局障害保健福祉部で作成
「知的障害者」
在宅者：厚生労働省「生活のしづらさなどに関する調査」（平成28年）
施設入所者：厚生労働省「社会福祉施設等調査」（平成27年）より厚生労働省社会・援護局障害保健福祉部で作成
「精神障害者」
外来患者：厚生労働省「患者調査」（平成26年）より厚生労働省社会・援護局障害保健福祉部で作成
入院患者：厚生労働省「患者調査」（平成26年）より厚生労働省社会・援護局障害保健福祉部で作成

の他の心身の機能の障害」としている（表1-1）. また，「継続的に」の意味は，断続的や周期的に相当な制限を受ける状態にあるものも含んでいる.

## 2. 歯科医療におけるスペシャルニーズ

　さまざまな障害のために特別な配慮を必要とする人に対応する歯科領域は，障害者歯科（スペシャルニーズデンティストリー）とよばれている. 同様に学習の面で特別な対応が必要な人を対象にした領域の教育は，特別支援教育（スペシャルサポーティブエデュケーション）である. 教育における中心は学ぶ人（児童，生徒）であるが，従来は，教育する側の視点から養護学校（養い護る）で養護教育が行われてきたが，現在は特別支援学校や特別支援学級で特別支援教育がなされている.

　障害者歯科の中心は，「障害者基本法」で定められている知的障害，身体障害，精神障害のある人になるが，それに加えて歯科医療の面で特別な配慮を必要とする

人も含めてスペシャルニーズのある人に対応すること（スペシャルケア）であり，それを行うのが障害者歯科となる．

# ②─障害の分類

## 1. 国際障害分類（ICIDH）

　1980年にWHOより発表された国際障害分類（International Classification of Impairments, Disabilities and Handicaps；ICIDH）は，障害を「機能・形態障害」「能力不全」「社会的不利」の3つのレベルで捉えて説明している（**図1-1**）．たとえば，脳梗塞などの脳血管障害によって片麻痺が生じた場合（機能障害），歩行や移動，調理や食事などの動作が制限され（能力不全），そのために就業や就学が困難となって，社会参加の面で不利や制約を生じる状態（社会的不利）になると考えられる．障害の治療や訓練，設備と環境改善などは，それぞれのレベルに応じて行われる．

## 2. 国際生活機能分類（ICF）

　ICIDHでは，障害はマイナスのイメージが強いため，プラス面も含めて生活の機能を見直し，2001年に新たに国際生活機能分類（International Classification of Functioning, Disability and Health；ICF）が発表された（**図1-2**）．

### （1）生活機能

　ICFの特徴は，生活機能を詳しく表現するもので，心身機能・身体構造，活動と参加のすべてを含む包括概念が生活機能であり，「人が生きること」の全体を示すものと考えられている．

#### ❶心身機能・身体構造

　「生きる」ことととらえ，心身機能は手足の動きや精神の働きを指し，身体構造は手足や心臓（弁など）など，体の部分を指す．

---

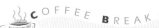

**COFFEE BREAK**

### 障害者自立支援法から障害者総合支援法へ

　2005年に「障害者自立支援法」が成立し，2006年に施行されましたが，2009年に廃止され，2012年に障害者の日常生活および社会生活を総合的に支援するための法律「障害者総合支援法」が成立しました．

　2011年には，法律の目的規定や障害者の定義の見直しなどを内容とする「障害者基本法」も改正されています．2013年には「障害を理由とする差別の解消の推進に関する法律（障害者差別解消法）」が制定されました（2016年4月施行）．

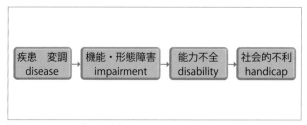

図1-1　ICIDH（1980年）

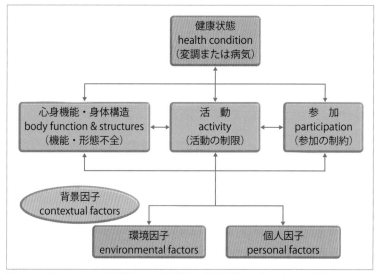

図1-2　ICF（ICIDH改訂版）の生活機能・障害構造モデル（2001年）

### ❷活　動

　活動とは生活行為，すなわち生活上の目的をもった一連の動作からなる具体的な行為のことである．生きていくために必要な，歩く，洗顔，食事，歯磨きなどの行為に加え，社会生活上必要な行為も含まれる．活動には現在できることと，リハビリテーションの実施や補助具などを使用して行っていることに分けられる．

### ❸参　加

　地域の活動への参加や政治活動への参加など，広い概念の社会参加を意味する．

### (2) 背景因子

　ICFのもう一つの特徴は，生活機能に大きな影響を与える背景因子として，環境因子と個人因子の2つを導入したことである．

### ❶環境因子

　環境因子には，個人の周りにある建築物，道路，交通機関や福祉用具（杖，義肢装具，車椅子）などの物的因子と，家族，友人，仲間などの人や社会的な意識を含む人的因子がある．環境因子は非常に幅広くとらえられる．

### ❷個人因子

　個人因子は，その人に固有の特徴であり，これには人種，性別，年齢や生育歴，

ライフスタイルなど，健康状態以外のその人のさまざまな属性のことである．

## 3. 障害者歯科における ICF の考え方

　ICIDH とは異なり，ICF では機能障害の改善がなくても「活動（活動制限）」に直接働きかけることで，活動性を向上させることが可能であり，また，活動性が向上することによって，「参加」の向上のみならず「心身機能・身体構造」にも改善をもたらすことがあるなど，双方向に作用すると考えることを重視している．たとえば，両手が不自由で歯ブラシをもつことができないという身体機能をみて，「歯磨きは無理」と決めつけるのではなく，残されている能力を活用できるように考える．補助具を用いて歯磨きをすることで，口腔衛生や口腔機能が向上して社会参加が進んだり，手の機能も改善したりする．このように，障害があっても，環境を整えることで，生活の質を高めることにつながる．ICF はそのように生活の充実をはかるためのものの見方ともいえる．

# ③ 生活機能に特別な支援を必要とする人の QOL

## 1. 障害のある人の QOL

　クオリティ・オブ・ライフ（Quality of Life；QOL）とは，一般に「生活の質」と表される．QOL には大きく分けて，①健康状態や感情の状態などの個人の身体や精神面の医学的レベルの QOL，②家族，友人関係や地域交流などの個人と環境が関係する個人生活レベルの QOL，③仕事や家事への参加や充実度などと関係する社会生活レベルととらえられる QOL の3つがあり，それぞれの QOL が確保，維持向上されるよう，相互に支援が必要であるとされている．QOL の維持向上のためには，国際生活機能分類（ICF）に示される生活機能と健康状態，個人因子および環境因子の関連性を分析することが重要である．

## 2. QOL と口腔の健康管理

　一般に口腔機能が低下すると QOL も低下するが，障害のある人では，歯を喪失したときも義歯装着が困難であったりして，食べる，話す，笑うなど，生活に重要な口腔機能が損なわれやすい．さらに，口腔衛生や口腔機能の不良は，誤嚥性肺炎や糖尿病などの全身疾患とも深く関連することが知られており，口腔清掃をはじめとした口腔のケアと摂食嚥下リハビリテーションによって，疾患を予防し，QOL を保障することが可能になる．

近年は，障害のある人の重症化とともに高齢化も進んできており，よりいっそう口腔のケアの重要性が認識されるようになっている．そのため歯科衛生士には，スペシャルニーズのある人のQOLの維持と向上に必要な歯科衛生業務を行う専門職種としての役割が期待されている．

## 3. 障害者への理解

歯科衛生士として歯科治療や歯科衛生業務に関わるとき，障害のある人について，医療的，社会的および共感的な面からの理解が必要であるとされている．

### 1) 医療的理解

病気や障害の発生原因や症状，治療や予後などを科学的な知識をもとに正しく理解することである．身体面，精神・心理面における小児期から老年期までの正常な発達とライフステージをとおした変化を理解し，障害のある人の特徴を理解して対応する必要がある．

### 2) 社会的理解

地域，学校，職場，家庭，施設など，障害のある人が置かれている社会的状況を理解することである．個人としてまたは地域住民として，障害のある人が抱えている問題について理解する必要がある．

### 3) 共感的理解

障害のある人を受容的，好意的にみること，また，その境遇や心情を察知し，偏見をもたず，喜び，悲しみやつらさを理解し，共感できる感性が必要である．

# ④—ノーマライゼーションとバリアフリー

## 1. ノーマライゼーション

ノーマライゼーション（normalization）の概念は，1950年代にデンマークのバンク・ミケルセン（Bank-Mikkelsen, N.E.）によってはじめて提唱され，その後，スウェーデンのニィリエ（Nirje, B.）によって定義された．その後，米国から世界中に広がって，障害者福祉の基本の考え方になった．

ノーマライゼーションは，国連障害者権利宣言（1975年）の土台となり，国際障害者年（1981年）のテーマを「完全参加と平等」とした国連決議に影響を与えた．さらに「アメリカ障害者法（Americans with Disabilities Act；ADA, 1990年）」へとつながり，障害者の差別禁止を法制化した．

　ノーマライゼーションは，北欧の知的障害のある人の人権擁護から始まり，障害の有無に関わらず1日，1週間，1月，1年を一般の人と同じようなリズムの日常生活を送る権利があるとする考えである．また，障害のある人にもすべてのライフステージで日常生活，学校，就職，結婚などの社会生活を尊厳と自己決定をもって普通の経済と環境水準で送る権利があり，障害のために必要となる「特別なサービスを受ける権利」があるとしている．

　さらにノーマライゼーションは，障害のある人もない人も教育や社会的活動において一緒に参加していくこと，つまり分離（セグリゲーション，segregation）ではなく，統合（インテグレーション，integration）を目指す活動として展開されて，障害者福祉の基本の考え方になっている．

　障害のある人への歯科保健・医療サービスでも，提供する側の都合や管理のしやすさを優先させるのではなく，障害のない人に対するのと同じように，個々の地域性や生活に合わせた形で提供されなければならない．

## 2. バリアフリー

　障害のある人が生活をするときには，その周りにあるさまざまなバリア（障壁）が問題になる．バリアには，次の4つのものがあるとされており，これらのバリアを取り除くことを「バリアフリーにする」という（図1-3）．

　①建物，道路などの環境面にある物理的バリア

　②就職や制度などの面にある社会的バリア

　③目や耳の不自由な人たちに情報が十分に届かないという文化・情報のバリア

　④無理解，偏見などの心理的バリア

　日本では「高齢者，身体障害者等が円滑に利用できる特定建築物の建築の促進に

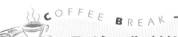

COFFEE BREAK

### スペシャルオリンピックスとパラリンピック

　障害のある人のスポーツ競技大会には，スペシャルオリンピックスとパラリンピックがあります．

　スペシャルオリンピックスは，1960年代に米国で始められ，2005年に第8回冬季スペシャルオリンピックスが長野県で開催されました．世界から知的障害があるアルペンスキーやスノーボードの選手が集い，日本からは約600名の選手（アスリート）と約2,300名のボランティアが参加しました．また大会中には，ヘルシー・アスリート・プログラムとして，歯科（スペシャル

スマイルズ®）をはじめ6部門でアスリートたちの健康チェックが行われます．

　パラリンピックは，4年に一度，オリンピック開催都市で行われる身体障害者のスポーツ競技大会であり，「もう一つのオリンピック（Olympic）」ともよばれており，夏季と冬季の大会があります．名称の由来は，下肢麻痺（paraplegia）の人が車椅子でスポーツ競技をすることと，オリンピックと平行して（parallel）行う競技大会という両方を兼ねた造語です．

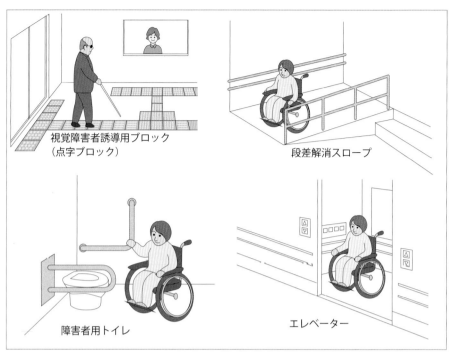

視覚障害者誘導用ブロック
（点字ブロック）

段差解消スロープ

障害者用トイレ

エレベーター

図1-3　バリアフリー化の例

関する法律」（ハートビル法，1994年），「高齢者，身体障害者等の公共交通機関を利用した移動の円滑化の促進に関する法律」（交通バリアフリー法，2002年），「高齢者，身体障害者等の移動等の円滑化の促進に関する法律」（バリアフリー新法，2006年）が制定されている．

　たとえば，障害のある人が歯科を受診する場合，交通機関や建物の階段がバリアになる．そのため，通路のスロープやエレベーターが必要になる．また，歯科用ユニットに移動する場合の介助が必要になる．これらのバリアを解消することは，障害のある人だけではなく，高齢者や妊婦など，誰もが利用しやすくなることにつながる．このように現在では，障害のある人びとの社会参加を促進するための積極的な環境整備が求められており，バリアフリーデザインから最初からバリアを意識せずにすべての人びとが最大限使いやすいユニバーサルデザインの理念へと広がっている．

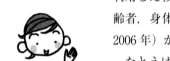

ユニバーサルデザイン
すべての人に使いやすい製品，環境，情報のデザインを目指す理念です．ユニバーサルデザインの7つの原理は，公平性，柔軟性，単純・直感性，認知性，安全性，効率性，スペースサイズといわれています．

# ❺ スペシャルニーズの発生とその受容

## 1. 障害発生と障害の受容

　先天性の障害や，病気や事故によって生じる後天性の障害など，人には胎生期から老年期までどの時期においても障害発生の可能性がある．しかし，本人や家族が

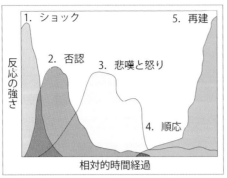

図1-4　Drotar の障害受容段階説
（Drotar, D., et al.：The adaptation of parents to the birth of an infant with congenital malformation：A hypothetical model. Pediatrics, **56**：710〜777, 1975.）

　その障害を受容することは容易ではなく，複雑な過程をたどりながら障害を受容し，適応していく．障害によって，その受容までの経過は異なるが，Drotar の障害受容段階説（**図1-4**）がある．障害発生の直後には大きなショックを受け，現実を受け入れられず否認（否定）し，怒りと悲しみを繰り返し，徐々に順応し，立ち直って（再建）いくという．この過程は必ずしも一方向的ではなく，進んだり戻ったりしながら長い時間を要する．

　歯科衛生士が障害のある人と関わる際には，その本人と家族が障害の受容過程のどの段階にあるかを知り，適切に対応することが大切である．

## 2. リハビリテーション

　リハビリテーションとは，障害のある人が身体的，精神的，社会的に自立できるように，その人の能力を向上させるために行われる総合的なプログラムのことであり，障害のある人の社会的統合を達成するあらゆる手段を含んでいる．また，単に能力の回復だけではなく，人間らしく生きる権利を回復するという広い意味でも用いられている．

　リハビリテーションには，医学的リハビリテーション，社会的リハビリテーション，職業的リハビリテーション，心理的リハビリテーションがあげられる．

　障害が発生したとき，まず障害の原因となる外傷や疾病の改善に努め，障害が残る場合にもそれを最小限にとどめるために急性期リハビリテーションが行われ，その後，機能回復のために慢性期リハビテーションが行われる．これらを医学的リハビリテーションといい，携わる職種として医師，看護師，歯科医師，歯科衛生士，理学療法士，作業療法士，言語聴覚士などがあげられる（p.136〜139参照）．

　障害のある人が社会的の不利を被らないよう，社会的条件を整備，発展させることなどを社会的リハビリテーションといい，障害のある人がその障害に応じて経済的にも自立できるように支援することを職業的リハビリテーションという．

なお，リハビリテーションと国際生活機能分類（ICF）とを対照させて考えると，医学的リハビリテーションは心身機能・身体構造，社会的リハビリテーションは活動，職業的リハビリテーションは参加にあてはまる．そして，機能・形態障害や能力不全，社会的不利など客観的にわかりやすい障害だけではなく，障害のある人やその家族が抱いている表面には現れにくい主観的障害の心のケアとして，心理的リハビリテーションが行われる．

# ⑥ 障害のある人と医療・福祉制度の仕組み

## 1. 障害者福祉のあゆみ

日本の障害者に関する施策は，第二次世界大戦後，傷痍軍人に対する国の障害者福祉施策が一般にも提供されるようになったのが始まりである．1949年に「身体障害者福祉法」が，日本最初の障害者福祉法として成立した．それまでの障害者施策は国の貧困対策の範囲で扱われていたが，はじめて貧困対策から分離して行われた．その後，「精神衛生法」（1950年），「社会福祉事業法」（1951年），「知的障害者福祉法」（1960年）などが成立したが，1981年の「国際障害者年」までの20年間は，障害別の入所施設が多くつくられた．

国連は国際障害者年の理念である「完全参加と平等」から，1982年に「障害者に関する世界行動計画」を採択して障害者施策のモデルを提示した．そして，それ以降の10年間を「国連・障害者の10年」として，各国に障害者施策の具体的な行動を要請した．これを受けて日本では，「障害者基本法」（1993年）が成立し，精神障害者も障害者と位置づけられた．また，1996年には「障害者プラン（ノーマライゼーション7か年戦略）」を策定し，これを受けて市町村では障害者計画の取り組みを進め，自治体の責任で必要な施設や人材を整備していく行政責任が明確になった．

「社会福祉基礎構造改革」は，1997年から2000年に行われた障害者福祉の一連の改革で，少子高齢化，低成長の経済などによって改革の必要性が生じたために行われた．この改革によって障害者施策は，利用者と提供者の対等な関係，福祉サービスの多様化，サービスを選択できることなどの理念を示す支援費制度につながった．

2003年度から10カ年の「障害者基本計画」が策定され，この計画では，障害の有無に関わらず，国民の誰もが相互に人格と個性を尊重し，支え合う共生社会の実現を目指して，「社会のバリアフリー化の推進」「利用者本位の支援」「障害の特性を踏まえた施策の展開」「総合的かつ効果的な施策の推進」を横断的な視点として掲げ，各分野が連携して障害者施策を展開していくことが示されている．

また，2012年には，障害者への虐待の禁止，国などの責務規定，虐待発見者に通報義務を課すなどを内容とする「障害者虐待の防止，障害者の養護者に対する支

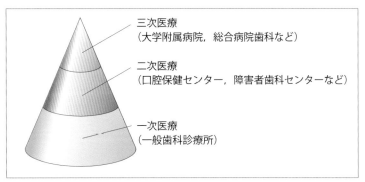

図1-5　障害者の歯科医療体制

援等に関する法律」（障害者虐待防止法）が成立した.

# 2. 日本の障害者医療

　日本の医療制度は，1961（昭和36）年に国民皆保険制度になり，すべての国民は基本的に誰でも公的医療保険制度を利用して受診することが可能になった.

　障害者医療費の公費負担は，各都道府県が独自に行っている事業のため，都道府県によって助成内容には差がある. 18歳以上の身体障害者手帳を持っている人の医療（更生医療），身体障害者手帳や知的障害者のための手帳を持っている人の医療，18歳未満の身体障害のある人への医療〔自立支援医療（育成医療）〕などがあり，その医療費の自己負担の一部または全部が公費負担されている.

　歯科医療における自立支援医療（育成医療）では，唇顎口蓋裂に起因した音声・言語機能障害を伴う者であって，鼻咽腔閉鎖機能不全に対する手術以外に歯科矯正が必要な場合に適用となる.

　障害者の歯科医療体制は，一次医療機関（一般歯科診療所），二次医療機関（口腔保健センター，障害者歯科センターなど），さらに専門機関の三次医療機関（大学附属病院，総合病院歯科など）がある（図1-5）.

　一次医療機関である一般歯科診療所（かかりつけ歯科医）では，軽度の障害のある人を対象にプライマリーケアを提供する. 二次医療機関の口腔保健センター，障害者歯科センターなどは，地域歯科医師会や自治体が開設，運営し，日本の各地域で障害者の歯科医療を提供している. 三次医療機関の障害者専門診療科のある大学附属病院などでは，障害者歯科専門の医療従事者が，全身麻酔下の歯科治療も含めた高度な歯科医療を提供している.

　一方，歯科医療機関が遠方にしかない場合や歯科受診が困難な場合には，巡回歯科診療や歯科訪問診療を受けることが可能である. 障害のある人が歯科診療を定期的あるいは長期にわたり受診するためには，地域においてさまざまな施設などと家庭との連携が必要となる.

**障害者手帳**
身体障害者手帳，知的障害者のための療育手帳，精神障害者保健福祉手帳があります. 受けられるサービスには，各都道府県による健康保険適用医療費助成だけではなく，所得税の控除，住民税の非課税などがあります.

**参 考 文 献**

1) 砂原茂一：リハビリテーション．岩波書店，東京，1980．
2) 中村隆一編：リハビリテーション概論　2版．医歯薬出版，東京，1993．
3) 日本歯科衛生士会監修：歯科衛生士のための摂食・嚥下リハビリテーション．医歯薬出版，東京，2011．
4) 上田　敏：リハビリテーションの思想　第2版．医学書院，東京，2004．
5) 田角　勝，向井美惠：小児の摂食・嚥下リハビリテーション．医歯薬出版，東京，2006．
6) 山縣文治ほか編：社会福祉用語辞典　第8版．ミネルヴァ書房，京都，2010．
7) 櫻井芳郎：障害者福祉臨床論．学文社，東京，1997．
8) 社会福祉士養成機関講座編集委員：障害者に対する支援と障害者自立支援制度　第3版．中央法規出版，東京，2012．
9) 内閣府：平成24年版　障害者白書．佐伯印刷，東京，2012．
10) 上好昭孝：医学生・コメディカルのための手引書　リハビリテーション概論　第2版．永井書店，東京，2011．

## COFFEE BREAK
## 障害者に関するマーク

「障害者権利条約」は，2006年12月13日に国連総会で採択され，わが国では2014年1月20日に批准され，国際連合事務局に承認されています．障害のある人にとって権利が保障されて住みやすい社会とは，すべての人がすべてのライフステージで生活しやすい社会のはずです．

障害のあることを周囲に理解してもらい，必要な配慮や支援が受けられるように，さまざまな「障害者に関するマーク」が普及してきています．世界共通のものもあれば国内だけのものありますが，これらのマークを用いることで，障害者が特別視されることなく，いっそう「共生社会」として充実していくことが望まれます．

| マーク | 説明 | マーク | 説明 |
|---|---|---|---|
| 障害者のための国際シンボルマーク  | 障害者が利用できる建物，施設であることを表す世界共通のシンボルマーク．マーク使用については国際リハビリテーション協会の「使用指針」で定められています．「すべての障害者を対象」としたマークであり，車椅子の利用者に限定したものではありません． | ほじょ犬マーク  | 盲導犬，介助犬，聴導犬などの身体障害者補助犬同伴の啓発のためのマーク．現在では公共の施設や交通機関をはじめ，デパート，ホテル，レストランなどの民間施設でも身体障害者補助犬を同伴できます． |
| 身体障害者標識  | 肢体不自由であることを理由に，免許に条件を付されている人が運転する車に表示するマーク（表示は努力義務）．このマークを付けた車に幅寄せや割り込みを行うと，道路交通法で罰せられます． | オストメイトマーク  | 人工肛門・人工膀胱を造設している人（オストメイト）のための設備があることを表します．オストメイト対応トイレの入口・案内誘導プレートに表示されています． |
| 聴覚障害者標識  | 聴覚障害であることを理由に，免許に条件を付されている人が運転する車に表示するマーク（表示は義務）．このマークを付けた車に幅寄せや割り込みを行うと，道路交通法で罰せられます． | ハート・プラス マーク  | 「身体内部に障害がある人」を表します．身体内部（心臓，呼吸機能，腎臓，膀胱・直腸，小腸，肝臓，免疫機能）に障害がある方は外見からはわかりにくいため，着用者には内部障害への配慮が必要です． |
| 盲人のための国際シンボルマーク  | 世界盲人会連合が制定した，盲人のための世界共通のマーク．視覚障害者のための安全やバリアフリーが考慮された建物，設備，機器などに表示されます．信号機や国際点字郵便物・書籍などで見かけます． | 障害者雇用支援マーク  | 在宅障害者就労支援ならびに障害者就労支援を認めた企業や団体に対して付与されている認証マークです． |
| 耳マーク  | 聴覚障害であることを表すマーク（国内で使用）．聴覚障害者は見た目にはわからないため，このマークが示されたら相手が「聞こえない」ことを理解し，コミュニケーション法に配慮する必要があります． | | |

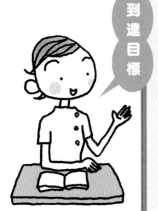

## 2章 歯科医療で特別な支援が必要な疾患

**到達目標**

❶神経発達症群と関連の主な障害を説明できる.

　（1）神経発達症群のある人への対応と口腔の特徴を説明できる.

❷身体障害（肢体不自由を含む）と関連の主な障害を説明できる.

　（1）身体障害のある人への対応と口腔の特徴を説明できる.

❸感覚障害と関連の主な障害を説明できる.

　（1）感覚障害のある人への対応と口腔の特徴を説明できる.

❹音声言語障害の分類，原因と対応を説明できる.

❺精神および行動の障害と関連の主な障害を説明できる.

　（1）精神および行動の障害のある人への対応と口腔の特徴を説明できる.

# *1* ─神経発達症群

**DSM と ICD**
DSM, ICD ともに改訂が続けられており, DSM は第5版（DSM-5）, ICD は第11版（ICD-11）がそれぞれ現在最新版として発行されています.

医学的診断名は，時代とともに変わっている．精神疾患は，アメリカ精神医学会の「精神障害の診断・統計マニュアル（DSM：Diagnostic and Statistical Manual of Mental Disorders）」と，世界保健機関（WHO）の「国際疾病分類（ICD：International Classification of Diseases）」を基準に診断名が統一されてきた．そのうち知的能力障害をはじめとする神経発達の障害は，DSM-5 と ICD-11 では「神経発達症群」に分類されている．本書では，現状広く使用されている DSM-5 の診断名を用いて説明する．

## 1．知的能力障害（知的発達症）

### 1）定義と概要

**ICD-11 での診断名**
知的能力障害は, ICD-11 では「知的発達症」という診断名になっています.

**知能指数（IQ）**
$$\frac{精神年齢（MA）}{生活年齢（CA）}×100$$

**発達指数（DQ）**
$$\frac{発達年齢（DA）}{生活年齢（CA）}×100$$

　知的能力障害（知的発達症）は，DSM-5 で「発達期に発症し，概念的，社会的，および実用的な領域における知的機能と適応機能両面の欠陥を含む障害である」と定義されている[1]．知的機能は，知能検査を用いた知能指数（IQ）によって表され，前版の DSM-Ⅳ では IQ に基づいて重症度が分類されていた（**表 2-1**）．DSM-5 では，知的能力障害の重症度は適応機能に基づいて定義される．幼児や重度の知的能力障害で知能検査が行えない場合には，発達検査による発達年齢や発達指数（DQ）が用いられる（**図 2-1**）．

　知的能力障害は単一の疾患や症候群ではなく，さまざまな原因によって生じ（**表**

表2-1 知能（認知能力）のレベル

| 区分 | IQ | 精神年齢 | 期待される適応能力 |
|---|---|---|---|
| 軽度 | 50〜70 | 9〜12 | 日常生活動作，実際的な家庭内の技能は，自立，支援・訓練により仕事，家庭生活など，社会的活動が可能 |
| 中等度 | 35〜50 | 6〜9 | 指導・訓練により日常生活動作の自立，実際的な家庭内の技能の習得が可能．十分な指導と監督があれば，単純な社会的活動に従事することができる |
| 重度 | 20〜35 | 3〜6 | 十分な指導・訓練により，ある程度の日常生活動作の習得が可能 |
| 最重度 | ＜20 | 〜3 | 自分自身の基本的欲求を満たす能力が不十分であり，常に援助と管理が必要 |

（大野耕策，前垣義弘編：診療実践小児神経科 第2版．診断と治療社，東京，2011.）

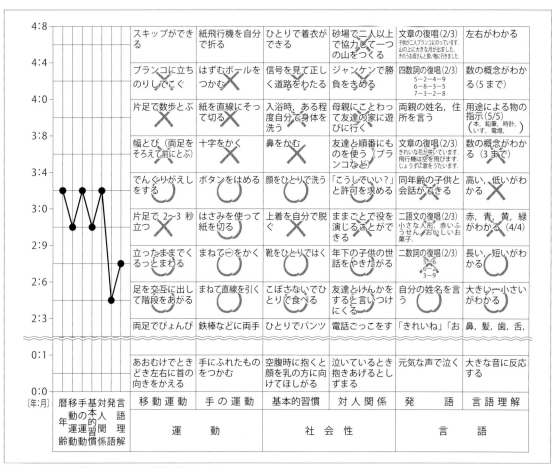

図2-1 遠城寺式乳幼児分析的発達検査票の一部

（遠城寺宗徳：遠城寺式・乳幼児分析的発達検査法 改訂新装版．慶應義塾大学出版会，東京，2009より）

2-2)，その発生原因（染色体異常，代謝・変性疾患，脳形成異常症，感染症や中毒など）が推定できる病理型と，原因が推定できず，多因子遺伝が推測される生理型に大別される．一般的に，生理型より病理型のほうが障害の程度が重度で，てん

精神遅滞
知的能力障害は, DSM-IVでは「精神遅滞」とよばれていました.

表 2-2　知的能力障害（精神遅滞）の原因

1. 染色体異常
   ダウン症候群, 5p-症候群, 脆弱X症候群, クラインフェルター症候群, ターナー症候群など
2. 代謝・変性疾患
   ①アミノ酸代謝異常：フェニルケトン尿症, 楓糖尿症, メチルマロン酸血症など
   ②リソゾーム疾患：ガングリオシドーシス, ムコ多糖症など
   ③糖代謝異常：ガラクトース血症など
   ④金属代謝異常：ウィルソン病など
   ⑤核酸代謝異常, 核酸修復機能異常症：レッシュ・ナイハン症候群, 色素性乾皮症
   ⑥内分泌疾患：甲状腺機能低下症, 低血糖後遺症
   ⑦その他：副腎白質変性症, ハンチントン舞踏病, レット症候群など
3. 神経皮膚症候群
   結節性硬化症, 神経線維腫症候群, スタージ・ウェーバー症候群, 色素失調症など
4. 脳形成異常
   小頭症, 水頭症, 滑脳症など
5. 感染症
   ①出生前：サイトメガロウイルス感染症, 先天風疹症候群, 先天梅毒, トキソプラズマ感染症など
   ②出生後：各種脳炎, 急性脳症, 髄膜炎, AIDS脳症など
6. 中毒
   鉛中毒, 胎児性アルコール症候群, 一酸化炭素中毒など
7. 低酸素血症, 事故, 外傷など
   周産期無酸素脳症, 無酸素状態（事故など）, 頭蓋内出血, 頭部外傷など
8. その他の症候群
   コルネリア・デ・ランゲ症候群, プラダー・ウィリィ症候群, ソトス症候群など
9. 自閉症を含む広汎性発達障害
10. 原因不明の精神遅滞
    家族性, 低文化群, 特発性など

（加賀佳美：小児神経学. 診断と治療社, 東京, 2008 より）

かんを合併することも多い. 知的能力障害の発生頻度は人口の約1%で, その男女比は約 1.5：1 である.

### 2）原因と主な疾患

#### （1）染色体異常

**❶ダウン（Down）症候群**

**a. 定義と概要**

21番染色体の過剰による症候群である. 約95%は染色体数が47の21トリソミーであり, 4%が転座型, 残りの1～2%が21トリソミーと正常細胞が混在するモザイク型である. 発生頻度は700～1,000人に1人である. 母親の年齢が上がるほど, 染色体異常の発生率は高くなる.

低身長で短頭, 短い頸, 特徴的な顔貌（眼瞼裂斜上, 内眼角贅皮, 低い鼻根部, 鞍鼻, 図2-2）を呈し, 知的能力障害を伴う. 約半数には先天性心疾患を認める. 一般に老化に伴う症状が早く現れる.

**b. 口腔と歯の特徴**

舌の突出と開口がみられる. 狭口蓋が多く, 溝状舌, 大舌症の頻度が高い.

- 歯の異常：先天性欠如歯が多い. 永久歯では側切歯, 第二小臼歯, 第二大臼歯に先天性欠如が多い. 歯は全体的に小さく, 矮小歯, 円錐歯が多い. 歯根も短い.

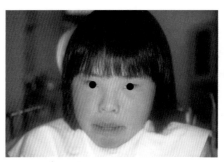

図 2-2　ダウン症候群
20 歳. 特徴的な顔貌.

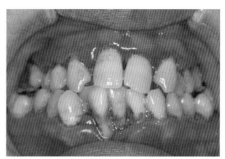

図 2-3　ダウン症候群
22 歳. 歯周病に罹患している.

歯の萌出が遅延し, 乳歯から永久歯への交換が遅い.

- 歯列・咬合の異常：前歯部の叢生や上顎骨の劣成長による反対咬合が多い.
- う蝕：う蝕罹患率は低いとの報告が多いが, 叢生歯列では, 隣接面う蝕が多くなる.
- 歯周病：若年者から発症し, 90％以上が罹患する (**図 2-3**). 永久歯が早期に喪失する原因となっている.

### c. 歯科治療と歯科衛生業務における留意点

温和で明るい性格が多く, 歯科治療に対して比較的協力的で, 行動調整上の問題はあまりないことが多い. 一方で頑固な面もあるため, 機嫌を損ねないように対応する.

- 感染性心内膜炎の予防：先天性心疾患があるときは, 観血的処置を行う際に, 抗菌薬による感染性心内膜炎の予防が必要となる.
- 頸椎の異常：環軸椎不安定, 環軸椎（亜）脱臼のあるときに無理な抑制をすると, 脱臼を起こす可能性があるので注意が必要である.

### ❷ 5p-症候群

### a. 定義と概要

5 番染色体短腕の部分欠失が原因で生じる症候群である. 新生児期の泣き方が猫の鳴き声に似て甲高いことから, 猫鳴き症候群ともいわれる. 発生頻度は 1 万 5 千～5 万人に 1 人, 男女比は 5：7 である. 低出生体重, 筋緊張低下, 体重増加不良, 小頭症, 重度の知的能力障害を伴う. 顔貌は両眼隔離, 眼瞼裂斜下, 内眼角贅皮, 鞍鼻, 耳介低位・低形成を特徴とする. 自傷行為が多い.

### b. 口腔と歯の特徴

小下顎症と前歯部の叢生が特徴的である. 高口蓋や口唇口蓋裂を伴うこともある.

### c. 歯科治療と歯科衛生業務における留意点

歯肉に対する自傷行為を認めることがあり, それに対する対応が必要となる.

### ❸ クラインフェルター（Klinefelter）症候群

### a. 定義と概要

X 染色体を 2 本以上有する男性で, 発生頻度は 500～1,000 人に 1 人とされている. 核型は 47, XXY が約 80％, 46, XY/47, XXY モザイクが約 10％を占める. 性

機能低下症，性腺機能低下症を伴い，テストステロン分泌が低下する．1/3で女性化乳房を呈する．手足が長く，やせ型，高身長の傾向がある．知能は大部分が正常範囲であるが，正常同胞に比較すると低い．X染色体の数が増えるにつれて，知的能力障害や行動異常が重症化する．

### b. 口腔と歯の特徴

タウロドンティズム（**図2-4**）の発生頻度は約20～75％で，X染色体の数が増すにつれて増加する傾向がある．長胴歯ともよばれ歯根が短い．

### c. 歯科治療と歯科衛生業務における留意点

タウロドンティズムでは，歯冠部歯髄腔は長大，短根であり，歯髄処置が困難であるため，歯髄感染を起こさないよう齲予防に努めることが重要である．

### ❹ターナー（Turner）症候群

### a. 定義と概要

45, Xを代表とする性染色体異常症で，女性において1,000～2,000人に1人の頻度でみられる．X染色体はモノソミーのほかに，構造異常および種々のモザイクが認められる．低身長，性腺機能不全，翼状頸，外反肘，心臓や腎臓の奇形を伴う．知能は通常正常範囲であるが，まれに知的能力障害を呈することがある．

### b. 口腔と歯の特徴

高口蓋，歯冠の矮小，歯列弓の狭窄，薄いエナメル質，歯根の短縮化，下顎小臼歯の複根化，叢生，不正咬合を伴う．

### c. 歯科治療と歯科衛生業務における留意点

心奇形を伴うときには対応に配慮を要する．

## (2) 代謝・変性疾患

### ❶レッシュ・ナイハン（Lesch-Nyhan）症候群

### a. 定義と概要

HPRT（hypoxanthine-guanine phosphoribosyl transferase）遺伝子の変異によって，プリン代謝異常が生じる先天性代謝異常疾患である．X連鎖劣性遺伝で，男児10万～38万人に1人の頻度である．HPRT欠損による尿酸の産生過剰による高尿酸血・尿症，腎結石，不随意運動，知的能力障害および自傷行為を示す．

### b. 口腔と歯の特徴

自傷行為による口唇，舌や頬粘膜の咬傷の頻度は90％以上とされている（**図2-5**）．乳歯萌出期から口唇，舌，頬粘膜などを咬み始め，同じ部位を繰り返し咬む．過緊張によって自傷行為は悪化する．

### c. 歯科治療と歯科衛生業務における留意点

咬傷予防として，咬合調整，歯冠形態修正やリップバンパー，マウスガードの製作などを行うが，抜歯が必要となることもある．咬傷の原因となる筋肉にボツリヌスA型毒素療法（ボトックス療法）を併用すると，良好にコントロールできるとする報告がある．

優性遺伝・劣性遺伝
優性・劣性はその語感から意味を誤解されやすいため，優性遺伝を顕性遺伝，劣性遺伝を潜性遺伝とよぶことが日本遺伝学会から提案されています（2017年）．

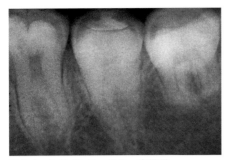

**図 2-4　クラインフェルター症候群**
　タウロドンティズム.

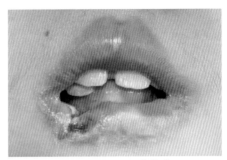

**図 2-5　レッシュ・ナイハン症候群**
　自傷行為による口唇の咬傷.

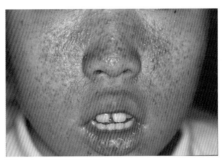

**図 2-6　結節性硬化症**
　顔面の血管線維腫.

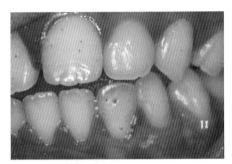

**図 2-7　結節性硬化症**
　エナメル質の欠損（エナメル小窩）.

### (3)　神経皮膚症候群

**❶結節性硬化症**

#### a.　定義と概要

　全身に過誤組織と過誤腫を生じる，常染色体優性遺伝の神経皮膚症候群である．発生頻度は，1万人に1人の割合である．知的能力障害，てんかんおよび顔面の血管線維腫を三主徴とする．顔面の血管線維腫は，鼻部，鼻唇溝部，頰部を中心に顔面の中央部，左右対称的に蝶形に現れる（**図2-6**）．

#### b.　口腔と歯の特徴

　頰粘膜，歯肉，舌底面，口蓋にも線維腫などが認められる．歯には小さなエナメル質の欠損（エナメル小窩）を高頻度に認める（**図2-7**）．

#### c.　歯科治療と歯科衛生業務における留意点

　てんかんを伴う場合，フェニトイン服用者では，薬物性歯肉肥大と結節性硬化症による歯肉線維腫との鑑別が必要である．

**❷スタージ・ウェーバー（Sturge-Weber）症候群**

#### a.　定義と概要

　脳軟膜，眼（脈絡膜），顔面の血管腫を特徴とする神経皮膚症候群である．発生頻度は1万人に1人程度で，男女差はない．知的能力障害，てんかん，半身麻痺などを呈する．顔面の血管腫は，三叉神経第1，2枝領域の皮膚に，片側性または両

側性にみられることが多い.

### b. 口腔と歯の特徴

歯肉，口唇や舌にも血管腫がみられ，歯肉の腫脹や口唇，舌の肥大を認める.

### c. 歯科治療と歯科衛生業務における留意点

歯肉の炎症が歯肉血管腫からの出血を助長することがあるため，専門家による定期的な口腔衛生指導，口腔清掃が必要である.

## （4）脳形成異常

### ❶小頭症

### a. 定義と概要

小頭症とは，脳の発育障害によって頭蓋および大脳半球が著しく小さい状態をいう. 真性小頭症は常染色体劣性遺伝で，重度の小頭と中等度以上の知的能力障害を認める. ほかに感染症や薬物などによる胎生期の障害によるもの，染色体異常や症候群に伴うもの，周産期の無酸素・低酸素状態や中枢神経感染症に続発するもの，頭蓋骨早期癒合症の一部などがある.

### ❷水頭症

### a. 定義と概要

脳脊髄液の通過障害，吸収障害や産生の亢進によって，脳室が過大になった状態を水頭症という. 原因は脳室内出血，先天奇形（脊髄髄膜瘤，ダンディ・ウォーカー症候群など），先天性の髄液循環路の閉塞，母体感染（トキソプラズマ，風疹など），髄膜炎，脳炎，腫瘍，頭部外傷などである. 症状として頭囲拡大や脳萎縮，知的能力障害，哺乳力低下，眼球運動異常，頭痛，嘔吐，興奮などがある.

## （5）その他の症候群

### ❶コルネリア・デ・ランゲ（Cornelia de Lange）症候群

### a. 定義と概要

成長障害，知的能力障害，四肢異常，小頭症，特徴的な顔貌（眉毛叢生，長い睫毛，小さく上向きの鼻孔，長い人中，耳介低位）を示す症候群である. 発生頻度は1万人に1人といわれる. 常染色体優性遺伝またはX連鎖優性遺伝である.

### b. 口腔と歯の特徴

薄い上口唇，下向きの口角，上唇小帯の強直，口蓋裂，高口蓋，先天性欠如歯，歯間空隙の拡大，小顎症などを伴う.

### c. 歯科治療と歯科衛生業務における留意点

知的能力障害への対応が必要である.

### ❷ソトス（Sotos）症候群

### a. 定義と概要

胎生期，小児期の身長や頭囲の過成長，特徴的な顔貌（両眼隔離，前額の突出，眼瞼裂斜下，鼻根部平坦，尖った顎など），知的能力障害を特徴とする. 身長は成人で普通程度になるが，頭囲は大きい. ほかに心奇形，新生児黄疸，腎奇形，脊柱側彎，てんかんなどを伴う. 発生頻度は5千〜1万5千人に1人で，常染色体優性

遺伝である.

### b. 口腔と歯の特徴

下顎は細く尖っている. 高口蓋である. 乳歯, 永久歯の早期萌出が認められる. 先天性欠如歯も認められる.

### c. 歯科治療と歯科衛生業務における留意点

脊柱側彎を伴う場合は, 水平位での長時間の治療には配慮が必要である.

## 3) 口腔と歯の特徴

知的能力障害は発生原因が多様で, 身体や顔面と口腔の特徴もさまざまであるが, 歯の数と形態の異常を伴うことが多く, 先天性欠如歯が多い. また, 口腔清掃が不良な場合, う蝕の罹患率が高く, 未処置歯が多いといわれる. 同様に口腔清掃が不良なとき, 歯石沈着や歯肉炎, 歯周炎が多くみられる. 歯列と咬合の異常では, ダウン症候群にみられるような先天性の原因によるものと, う蝕や歯周病による歯の早期喪失が原因で二次的に生じたものとがある.

## 4) 歯科治療と歯科衛生業務における留意点

知的能力障害のある人では, 歯科診療への適応行動の困難なことが最も大きな問題である. 発達年齢が3歳未満では行動療法（行動変容法）により適応できる可能性は低く, 3〜4歳は境界域とされ, 4歳以上であれば歯科治療に適応できる可能性が高いともいわれる. 口腔清掃や診療においては発達年齢だけではなく, 個々の口腔内や協力度などを総合的に評価して行動調整法を選択する.

知的能力障害のある人では, 清潔や歯科保健に対する認識が低いことが多く, 歯科保健の向上には発達段階に応じた適切な支援が必要である.

# 2. 自閉スペクトラム症

## 1) 定義と概要

医学的診断名は「自閉スペクトラム症（ASD：Autism spectrum disorder）」であるが, 行政用語としての障害名は発達障害者支援法で「自閉症」として位置づけられている. 自閉スペクトラム症は, 幼児期から観察され, A：社会的コミュニケーションと対人相互関係の障害, B：限定された反復的な行動・興味・活動, C：症状は発達早期の段階で必ず出現, D：社会や職業などに重大な障害を引き起こしている, の4項目を満たした場合に診断される（**表2-3**）. 1歳半健診で発語の遅れ, 視線が合わない, ごっこ遊びをしない, 指さしをしないなどの症状がみられ, 早期診断・早期対応がなされるようになっている.

自閉スペクトラム症の頻度は約1%で, 男女比は4：1で男性に多い. 先天性であり, 遺伝の関与も指摘されている.

日本における自閉スペクトラム症および神経発達症群の定義
日本では, 2004年に施行された発達障害者支援法（第2条）により,「発達障害とは, 自閉症, アスペルガー症候群その他の広汎性発達障害, 学習障害, 注意欠陥多動性障害その他これに類する脳機能の障害であってその症状が通常低年齢において発現するもの」と定義されています.

表2-3　自閉スペクトラム症の診断基準
　幼児期から観察され，以下のA，B，C，Dを満たすこと．

A：社会的コミュニケーションおよび対人相互関係における持続的障害（以下の3項目すべて）
　1）社会的・情緒的な相互関係の障害
　2）他者との交流に用いられる非言語的コミュニケーションの障害
　3）年齢相応の対人関係性の発達や維持の障害
B：限定された反復的な様式の行動・興味・活動（以下の2項目以上）
　1）常同的で反復的な運動動作や物の使用，あるいは話し方
　2）同一性へのこだわり，習慣への頑なこだわり，儀式的な行動パターン
　3）異常に強くて限定的であり，固定された興味がある
　4）感覚入力に対する敏感さあるいは鈍感さ，または環境に対する感覚的側面としての関心
C：症状は発達早期の段階で必ず出現するが，後になって明らかになるものもある
D：症状は社会や職業，その他の重要な機能に重大な障害を引き起こしている

表2-4　自閉スペクトラム症者の得意なことと苦手なこと

| 得意なこと | 苦手なこと |
| --- | --- |
| • 視覚的情報処理（視覚優位）<br>• 機械的記憶<br>• 規則が明確であれば従う<br>• 細部に気がつく<br>• 興味あることへの集中<br>• パターン化した行動 | • 話し言葉<br>• 抽象的・あいまいなこと<br>• 想像すること<br>• 情報をまとめること<br>• 他人を理解すること<br>• 新しいことへの適応<br>• 感覚刺激（過敏性）<br>• 行動調整<br>• 一度に複数のことに対処すること<br>• 時間の概念の理解 |

表2-5　自閉スペクトラム症者の問題行動

1）常同行動
2）固執傾向（こだわり）
3）多動傾向
4）過敏性（視覚，聴覚，触覚，味覚，嗅覚）
5）奇声
6）パニック
7）自傷行為
8）フラッシュバック（タイムスリップ）

## 2）症　状

　知能の障害を伴う場合と伴わない場合，言語の障害を伴う場合と伴わない場合がある．言語の障害の特徴は，有用な言葉がない，言葉が出ても会話ができないことがあげられる．

　自閉スペクトラム症の特徴として，際立って得意なことと苦手なことがある（**表2-4**）．さらに**表2-5**に示すような問題行動を有することがあり，奇声やパニック，自傷行為などは嫌な思いを感じたときに起こるので，嫌な思いをさせないための対応が重要である．

## 3）合併症

### （1）知的能力障害

　自閉スペクトラム症者の約70～80％はIQが70未満で，知的能力障害を有する．20～30％はIQ70以上で，高機能自閉症といわれる．IQが低くても，自閉スペクトラム症者のなかには，一度読んだ本の内容を完璧に覚えていたり，1回見ただけで詳細な絵を描けるなど，特定の分野で優れた能力を発揮する人もおり，サヴァン症候群とよばれる．

### （2）てんかん

　思春期以降に発症することが多く，25～30％の頻度で合併し，知的能力障害が重

度なほど合併率は高い.

### (3) 二次障害

IQ が 70 以上の高機能自閉症は,知的能力障害がないために他人に障害があることを理解してもらえず,努力不足,なまけている,わがままと周囲の人から誤解され,ストレスを与えられやすい.その結果,幼児期では二次障害としてパニック,自傷,他害,抜毛,チックなどが増悪する.思春期以降では過換気症候群,抑うつ状態をきたすことがある.

### (4) 行動障害

自閉スペクトラム症者においては,環境への著しい不適応の結果,激しい不安,興奮,混乱をきたし,その結果として行動障害が起こることがある.行動障害とは「特にひどい行動上の問題が日常生活の中で頻繁に出現し,現状の養育環境では処遇困難なもの」をさし,厚生労働省によってその判定基準が定められている(**表2-6**).行動障害は,適切な働きかけによって軽減することが可能である.

## 4) 口腔と歯の特徴

自閉スペクトラム症者に特有の不正咬合や歯の異常はない.しかし,介助歯磨きを嫌がる,甘い物に固執する,甘い物を与えないとパニックになるなどの理由で,う蝕が多発することがある.ただし,高次医療機関での歯科治療がなされていて,歯科的管理下にある者は,未処置のう蝕が少ない.歯周疾患は,介助歯磨きが困難な場合,プラーク性歯肉炎や下顎前歯部の歯石沈着などがみられる.歯を喪失した場合,有床義歯が使えないことが多く,補綴処置がされていない場合がある.

また,自傷行為として自分の爪で歯肉を傷つけることがある(**図2-8**).歯肉を傷つける原因は,ストレスだけでなく,歯肉をひっかく感覚に固執していることな

**表 2-6　強度行動障害判定基準表**
過去半年以上さまざまな強度の行動障害が継続している場合,10 点以上を強度行動障害とし,20 点以上を特別処遇の対象とする.

| 行動障害の内容 | 1 点 | 3 点 | 5 点 |
|---|---|---|---|
| 1　ひどい自傷 | 週に 1,2 回 | 一日に 1,2 回 | 一日中 |
| 2　強い他傷 | 月に 1,2 回 | 週に 1,2 回 | 一日に何度も |
| 3　激しいこだわり | 週に 1,2 回 | 一日に 1,2 回 | 一日に何度も |
| 4　激しい物壊し | 月に 1,2 回 | 週に 1,2 回 | 一日に何度も |
| 5　睡眠の大きな乱れ | 月に 1,2 回 | 週に 1,2 回 | ほぼ毎日 |
| 6　食事関係の強い障害 | 週に 1,2 回 | ほぼ毎日 | ほぼ毎食 |
| 7　排泄関係の強い障害 | 月に 1,2 回 | 週に 1,2 回 | ほぼ毎日 |
| 8　著しい多動 | 月に 1,2 回 | 週に 1,2 回 | ほぼ毎日 |
| 9　著しい騒がしさ | ほぼ毎日 | 一日中 | 絶え間なく |
| 10　パニックがひどく指導困難 | | | あれば |
| 11　粗暴で恐怖感を与え,指導困難 | | | あれば |

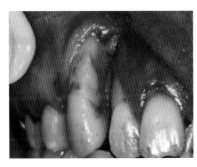

**図2-8　自傷行為による歯肉退縮**
28歳，自閉スペクトラム症の男性．

どもあげられる（自己刺激的行動）．

　幼児期の自閉スペクトラム症児は，限られた食品，味，調理形態のみ食べ，それ以外のものは受けつけないことがある（偏食）．また学童期以降に過食，過剰飲水がみられることがある．

### 5）歯科治療と歯科衛生業務における留意点

#### （1）受診時のサポートブックの確認

　サポートブックとは，発達障害のある子どもたちの援助法や生育歴などが記載されている手帳である．保護者が持参していれば，対応時の参考にする．

#### （2）視覚支援

**❶診療前の説明**

　自閉スペクトラム症者は，慣れていない場所はもちろん，慣れている場所であっても何をされるか見通しが立たず，歯科診療室で適応行動がとれないことがある．こうしたときは，患者が理解しやすいよう TEACCH 法を応用した視覚支援により説明を行う（p.57〜58 参照）．

**❷指　導**

　話し言葉による指示は，すぐに消えてしまうので理解しにくく，目で見るほうが理解しやすいという視覚優位の特性がある．指示を構造化し，環境を整えるのが視覚支援である．歯科においてもトレーニングやブラッシング指導において絵カードによる視覚支援が多用され，効果を上げることができる．

#### （3）無理な課題を与えない

　自閉スペクトラム症者は，想像力の欠如があり，新しいことに慣れることが苦手である．新しいこと，理解していないこと，苦手なことを無理強いすると適応障害を起こし，その結果として奇声，パニック，自傷行為を起こす．ひどく嫌な経験は，昔のことでも昨日のことのように思い出し，パニックを繰り返す（フラッシュバック）．そのため無理な課題を与えず，簡単な課題から提供し，パニックにさせないことが重要である．

#### （4）多動への対応

　多動は，幼児期から学童期に多く，加齢に伴い改善する．学童期までの多動は，歯科場面での対応が困難であるので，歯科治療は全身麻酔下で行われることが多い．

### (5) 感覚過敏への対応

顔を触られることやスケーラーで歯に触れられることを嫌うという触覚過敏，周囲の雑音や子どもの泣き声を嫌う聴覚過敏があるので，可能な限り嫌いな感覚を与えないように配慮する．

### (6) 歯科治療

奇声を発するなど，自閉スペクトラム症の特性が顕著である場合，口腔内診査は受け入れることができても，歯科治療は困難な場合が多い．

### (7) トレーニング

歯科衛生士は，診療室への誘導やトレーニングにおいて1対1で対応し，個々の問題行動の原因を考えて理解し，対応することが必要となる．問題行動の現象だけにとらわれると，彼らに無理強いし，パニックに陥らせることになる．特に初めてのこと，予定外のことは，自閉スペクトラム症者を混乱させるので，視覚支援により説明し，理解させることに努める．さらに正の強化を用いることで成果を上げるようにする．問題行動を有する者では，レディネスを考慮し，高次医療機関と連携をとる．

幼小児期は抑制法の実施が容易かもしれないが，フラッシュバックの原因となり，その後の歯科的管理を困難にさせる．そのため幼小児期の自閉スペクトラム症児への抑制法は，できる限り避けることが望ましい．

### (8) 口腔ケア

口腔ケアの主体は，保護者や施設職員になるが，自閉スペクトラム症者へのブラッシング指導は，本人の発達を促進させることにもつながるので，意義がある．

指導に際しては，視覚支援，応用行動分析などさまざまな方法を取り入れ，彼らの理解と習慣化に努める．指導は短時間で継続的に行い，トレーニング同様，正の強化を用いることが重要である．

# 3. 注意欠如・多動症

## 1）定義と概要

注意欠如・多動症（ADHD：Attention Deficit/Hyperactivity Disorder）は，12歳前に症状が発現し，不注意，多動性，衝動性を特徴とする．臨床的に著しい障害が存在し，社会的，家庭的および学業的適応を阻害する．IQは80以上が原則である．

学童期の有病率は約5%，成人期では約2.5%とされている．つまり，小学校のクラスに1人か2人はいることになる．男女比は，小児期で2：1，成人期が1.6：1で男子に多い．遺伝的要因の関与が指摘されている．

## 2）合併症

ADHDは，学習障害（50〜80%）を合併し，境界知能の者が多い．かなりの率で反抗挑戦性障害，素行障害，破壊的行動障害を合併する．また気分障害，不安障

**正の強化**
好ましい行動が現れたときに，褒めたりごほうびを与えたりして，その行動を定着させることを「正の強化」といいます（p.63参照）．

**レディネス**
治療に対する患者の適応性（どの程度適応できるか）や準備性（発達や経験も含めてどの程度心身の準備が整っているか）を「レディネス」といいます．

**応用行動分析**
ABA（Applied Behavior Analysis）ともいい，望ましい行動へ変化させる行動形成法の1つです．先行刺激，行動・反応，後続刺激の3要素で行い，歯科臨床や自閉スペクトラム症児への療育場面などで用いられます．

**境界知能**
IQ70〜85を境界知能（境界性知能）といい，明らかな知的能力障害とはいえません．環境を選べば自立して社会生活ができますが，状況によっては理解と支援が必要なレベルです．

害，コミュニケーション障害もみられることがある．

### 3）口腔と歯の特徴

　行動的特徴から，歯の破折や脱臼などの歯牙外傷が多い．歯肉炎は多いが，う蝕については明確でない．

### 4）歯科治療と歯科衛生業務における留意点

　障害を理解し，気が散らないための環境設定や，具体的な指示（曖昧な指示は混乱をきたす），応用行動分析などに配慮する．しかしながら，幼小児期の歯科治療は困難なことがあり，全身麻酔などが用いられることがある．

　指導を行う際は，トークンエコノミーなどのオペラント条件づけや応用行動分析を用いる．ADHD児は知的能力障害がないので，学童期頃から歯科治療を受ける際に問題が少なくなり，加齢とともに治療を受け入れやすくなる．

## 4．限局性学習症

### 1）定義と概要

ICD-11での診断名
限局性学習症は，ICD-11では「発達性学習症」という診断名になっています．

　限局性学習症（SLD：Specific Learning Disorder）は，DSM-5では「基本的には全般的な知的発達に遅れはないが，『読み』『書き』『算数』の3領域に特定したものの習得と使用に著しい困難を示すさまざまな状態を指すもの」と定義されている．

　診断基準の要点は，①文字を読む，②読んだ意味の理解，③綴字，④文章記述，⑤数概念や計算，⑥数学的推論のなかの1つ以上に困難さを生じている状態であり，これが6カ月以上持続することとし，程度は軽度・中等度・重度とされる．またDSM-5では，「暦年齢から推定される習熟度とは乖離し，日常生活や学業および職業を遂行する際に障害を認める水準であること」が条件であり，知的能力障害，視覚障害，聴覚障害，他の精神・神経疾患によるものではなく，不適切な教育的指導などの環境要因は排除されている．

　日本における限局性学習症の全体的な有病率は，学齢期の子どもの5～15%，成人で約4%であり，女性より男性に多い（男女比＝2：1～3：1）．また，他の神経発達の障害（ADHD，コミュニケーション症群，発達性協調運動症，自閉スペクトラム症）や精神疾患（不安症群，抑うつ障害群，双極性障害群）と併発することが多い．

　原因は明確にはされていないが，神経脱落症状や遺伝学的影響の関与が指摘されている．環境要因としては，妊娠中の母体疾病，胎児期や分娩時の合併症（早産や低出生体重児出産など），出生後の環境有害物質への曝露，中枢神経系感染症，重度の社会的隔離または剥奪などがあげられている．重度の場合は低年齢から出現することがあるが，軽度または中等度では学齢期まで認識されないことが多い．

　文部科学省の全国実態調査では，通常の学級に在籍する児童生徒の約4.5%に「学習面で著しい困難さを示す」状態がみられた．限局性学習症は周囲に気づかれ

ないまま，本人の意欲喪失や自信喪失などの二次障害を生じやすい．

### 2）口腔と歯の特徴

限局性学習症がある人に特有の口腔症状はない．

### 3）歯科治療と歯科衛生業務における留意点

限局性学習症のある人に伴う困難は，教師，友人，家庭や地域社会など，周囲のかかわりかたによって大きく異なる．歯科治療や歯科衛生業務の場面においては，本人の症状を十分に理解したうえで，焦らせたり否定したりせず時間をかけて，ストレスを与えないように，そして成功体験をもたせ，自尊心を養うように接することが原則である．また，コミュニケーションや空間認知に困難のあることを理解しておき，見通しをもたせ，スモールステップでの目標設定，繰り返しとフィードバックをしながら指導する．具体的には，絵や写真，文字など具体的なコミュニケーションツールを用いる．

# ❷─運動障害（神経・筋系疾患）

## 1．脳性麻痺

### 1）定義と原因

脳性麻痺（Cerebral Palsy；CP）とは「受胎から新生児期（生後4週間以内）の間に生じた脳の非進行性病変に基づく，永続的な，しかし変化しうる運動および姿勢の異常である．その症状は2歳までに発現する．進行性疾患や一過性運動障害，または正常化するであろうと思われる運動発達遅延は，これを除外する」（厚生省脳性麻痺研究班，1968年）とされている．

脳性麻痺の発生率は，出生人口1,000人に対して1〜2人とされているが，低出生体重児の増加に伴って増加傾向にある．

脳性麻痺の原因は，出生前および周産期，出生後に生じた脳病変による脳への酸素供給不足が最も多く，下記のような原因で生じる．

- 出生前：先天奇形，染色体異常，中枢神経感染症，妊娠中毒，外傷など．
- 周産期：早産や多胎児の低出生体重，低酸素性虚血性脳症，頭蓋内出血など．
- 出生後：中枢神経感染症，急性脳症，頭部外傷，脳血管障害，呼吸障害など．

### 2）脳性麻痺の分類

運動障害の型と麻痺部位の組み合わせで表現される（例：痙直型四肢麻痺）．

#### （1）運動障害の型による分類

- 痙直型：筋肉が固く，運動量が少ない．四肢を屈曲・進展させる際に急激に抵抗

**ジャックナイフ様現象**
痙直型脳性麻痺患者の
関節を他動的に動かす
とき，ある角度に達する
と抵抗を感じるが，やが
て抵抗が弱くなり，急に
力が抜けてしまう現象が
みられます．この抵抗は
ジャックナイフを折りた
たむときの感覚に似てい
ることからそうよばれて
います．

が減少する，ジャックナイフ様現象がみられる．脳性麻痺の70〜80％を占める．

- アテトーゼ型：筋肉が固く，不随意な非協調性運動がみられる．精神的緊張で不随意運動が強くなり，リラックスすると筋肉は柔らかくなる．脳性麻痺の10％を占める．
- 低緊張型：筋肉は柔らかく，運動量が少ない．関節可動域は広くなる．
- 失調型：協調運動および平衡感覚に障害があり，立位でのバランスと歩行の不安定がある．
- 固縮型：四肢を屈曲，進展するとき，鉛の管を曲げるときのような抵抗（鉛管様抵抗）がある．
- 混合型：運動障害の症状が混合されて特定できないもの．痙直型＋アテトーゼ型など．

### (2) 麻痺部位による分類（図2-9）

- 四肢麻痺：四肢ともに同程度の麻痺を伴う．程度もさまざまである．
- 両麻痺：両下肢の麻痺が強く，上肢の麻痺が軽度である．左右側で程度に差があることもある．
- 対麻痺：両下肢の麻痺はあるが，上肢には麻痺がない場合をいう．
- 片麻痺：左右一側のみの麻痺がある場合をいう．また，上肢の麻痺が下肢よりも強い．片麻痺が両側に存在する重複（両側）片麻痺もある．
- 単麻痺：四肢のいずれか1カ所のみに麻痺がある．

## 3) 脳性麻痺児の原始反射

原始反射とは，胎児から乳児期にみられる反射であり，新生児では，頰に触れられると頭や口を刺激の方向に向ける探索反射（ルーティング反射）や，唇に触れられると乳を吸う動作を起こす吸啜反射などがある．原始反射は発達とともに消失していくが，脳性麻痺では消失すべき反射が残る場合がある．歯科治療のときに支障となる以下のような反射に対しては，ボバース〈Bobath〉らの反射抑制肢位（姿勢緊張調整パターン）をとらせると体位が安定しやすくなる．

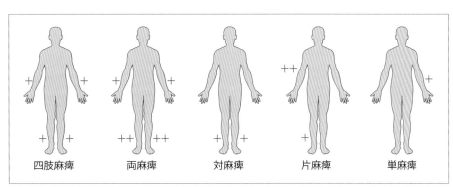

**図2-9 麻痺部位による脳性麻痺の分類**
（江草安彦監修：重症心身障害療育マニュアル．医歯薬出版，東京，1998．より）

### （1）非対称性緊張性頸反射

顔の向いている側の上下肢が伸展し，対側の上下肢が屈曲する（**図2-10-A**）.

### （2）緊張性迷路反射

頭部の位置変化によって生じる反射で，頭部が前屈すると全身と上下肢が屈曲し，後屈すると全身と上下肢が伸展する（**図2-10-B**）.

### （3）驚愕反射

急な音や光，接触があると，手を広げて何かにしがみつくような行動が出る.

### （4）咬反射

臼歯咬合面やそれに相当する歯槽堤にものが触れると，咬みしめる反射である.

## 4）脳性麻痺の合併症

脳性麻痺の人の約50%には知的障害がみられ，また，てんかん（約40%）や言語障害（約70%），視・聴覚障害，認知障害，摂食嚥下障害，胃食道逆流症などを合併することがある. また，四肢の変形や拘縮を伴うことも多い.

## 5）口腔と歯の特徴

脳性麻痺には，口腔周囲に以下のような症状がみられる（**図2-11**）.

- う蝕と歯周病の増加：障害が重度になるほど，歯科治療や歯科衛生業務が困難となり（**図2-12**），未処置歯や喪失歯が多く，歯周病も重症となる.
- エナメル質形成不全
- 歯列と咬合の不正：口腔周囲の筋緊張や舌運動の程度により，口呼吸や舌突出，上顎前突，開咬，歯列弓狭窄，歯間離開などが生じる（**図2-13**）.
- ブラキシズムによる著しい咬耗，口唇や頬粘膜の咬傷
- 歯と口腔の外傷：てんかん発作，運動障害による転倒やスプーンや歯ブラシを咬んでしまうことによる.
- 口腔自浄作用の低下：咀嚼・嚥下障害のため，食渣の滞留が多い. 経管栄養摂取では，唾液 pH は高くなるために歯石沈着が顕著となる.
- 摂食嚥下機能障害
- 胃食道逆流症による酸蝕症

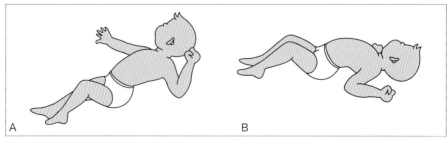

**図2-10 代表的な原始反射**
A：非対称性緊張性頸反射，B：緊張性迷路反射
（ナンシー・R/フィニー（梶浦一郎監訳）：脳性麻痺児の家庭療育 第2版. 医歯薬出版，東京，1983.）

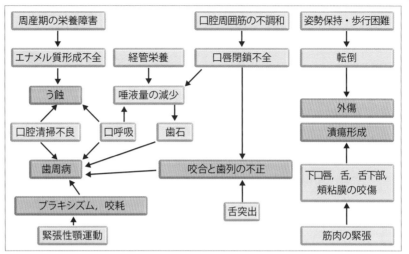

図2-11 脳性麻痺と歯科疾患の関連

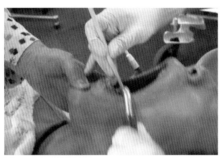

図2-12 脳性麻痺
　歯科治療時の過開口では，誤嚥や誤飲に注意が必要である．呼吸の管理と的確なバキューム操作が重要である．

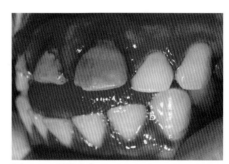

図2-13 脳性麻痺
　舌突出による開咬，上顎中切歯には外傷による歯の変色がみられる．

## 2. 重症心身障害

### 1）定義と概要

　重症心身障害とは，重度の知的障害と重度の肢体不自由を合併している状態をいうが，医学的用語ではなく，「児童福祉法」で規定された法律用語である．18歳未満を重症心身障害児，18歳以上を重症心身障害者という．福祉行政における診断・評価の基準として，大島の分類がよく用いられる（図2-14）．

　重症心身障害の原因としては，低酸素脳症や仮死などの分娩異常，先天奇形症候群，髄膜炎・脳炎後遺症，低出生体重児，てんかん後遺症，染色体異常などが多く，発生率は1,000人に1人程度といわれる．

　重症心身障害児のうち，呼吸管理や経管栄養などの手厚い医療や介護が必要な最重度の小児を超重度障害児（超重症児）という．

　重症心身障害のある人では，脊柱側彎，胸郭変形や股関節脱臼がみられ，骨粗鬆症のため骨折しやすい．てんかんの合併率が高く，呼吸器系疾患も多い（図2-15）．

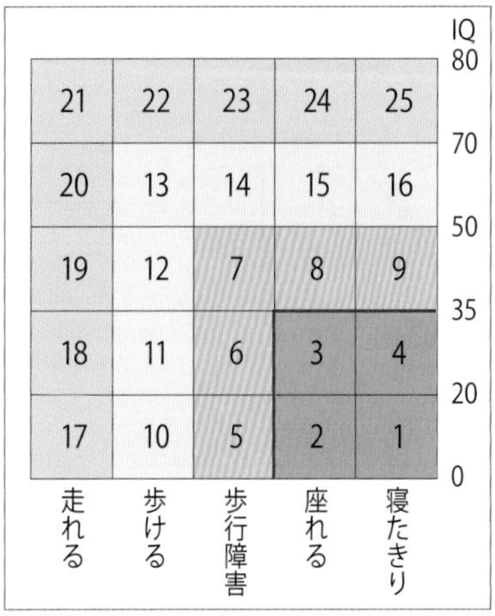

| | | | | IQ 80 |
|---|---|---|---|---|
| 21 | 22 | 23 | 24 | 25 |
| 20 | 13 | 14 | 15 | 16 |
| 19 | 12 | 7 | 8 | 9 |
| 18 | 11 | 6 | 3 | 4 |
| 17 | 10 | 5 | 2 | 1 |
| 走れる | 歩ける | 歩行障害 | 座れる | 寝たきり |

**図 2-14　大島の分類**
　縦軸に知能指数（IQ）を，横軸に行動をとり，1〜4 の群を重症心身障害としている．
（大島一良：重症心身障害の基本的問題．公衆衛生，**35**（11）：648〜655，1971.）

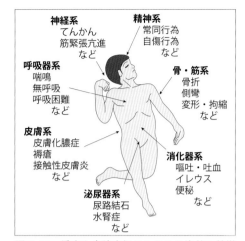

**図 2-15　重症心身障害児にみられる姿勢の特徴と主な合併症**
（江草安彦監修：重症心身障害療育マニュアル 第 2 版　医歯薬出版，東京，2008，18〜27．より）

摂食嚥下障害のため経管栄養となることが多い．

　重症心身障害のある人では，特に加齢変化が早くからみられ，また進行も早く，高齢者におけるフレイル（虚弱化）やサルコペニア（筋量・筋力減少）といった現象がみられる（p.171，付図参照）．

### 2）口腔と歯の特徴

　口腔清掃が困難なため，う蝕や歯周病の罹患率は高いとされてきたが，適切な口腔衛生管理によってかなり抑制できる．経管栄養者ではう蝕は少ないが，歯石が沈着しやすい．歯列，咬合の異常として，開咬，上顎前突，狭窄歯列弓などが多い．抗てんかん薬の副作用で歯肉増殖を認めることがある．

### 3）歯科治療と歯科衛生業務における留意点

　呼吸障害のあるときはパルスオキシメーターなどでモニターするととともに，呼吸の楽な体位にする必要がある．歯磨きや歯科治療のときには唾液や注水を誤飲・誤嚥させないように，確実に吸引するように注意しなければならない．全介助であるため，介護者による口腔清掃とともに，歯科医師，歯科衛生士による定期的な口腔衛生管理が欠かせない．

## 3. 筋ジストロフィー

### 1）定義と分類

　全身の筋肉（骨格筋）線維が萎縮・変性する進行性の疾患である．デュシェンヌ型と福山型が多い．

## （1）デュシェンヌ型筋ジストロフィー

　筋ジストロフィーの半数を占めており，日本では約3,500人に1人の割合で発症する．約2/3はX連鎖劣性遺伝で，約1/3は突然変異により発症するが，原則的には男性のみにみられる疾患である（図2-16）．

　骨格筋が次第に脂肪組織へと置換していくが，これらの結合組織と脂肪組織が一見肥大したようにみえる（仮性肥大）．これらは腓腹筋や三角筋などにみられるが，咬筋と舌筋にもみられることがある．

　症状は下記のとおりである．

- 初発症状として独歩の遅れや走れない，転びやすいなどの症状が1〜3歳頃にみられ，約10年以内に歩行困難となる（表2-7）．
- 知能は正常であることが多い（軽度の知的障害が約30%）．
- 呼吸筋や心筋の変性や側彎による呼吸不全や心不全によって20歳前後で死亡する例が多い．

## （2）福山型筋ジストロフィー

　常染色体劣性遺伝で，9番遺伝子長腕に責任遺伝子がある．脳の形成障害や筋ジストロフィーの症状がみられる．

　日本人に多く，10万人に6〜12人の割合で男女ともに発現する．

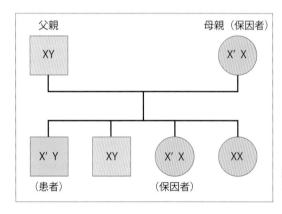

図2-16　デュシェンヌ型筋ジストロフィーにおけるX連鎖遺伝の形式
□は男性，○は女性．

表2-7　デュシェンヌ型筋ジストロフィーの年齢と症状

| 年齢 | 症状 | 年齢 | 症状 |
|---|---|---|---|
| 3歳 | 発症<br>軽い動揺性歩行，走ることができる<br>床から立ち上がることができる | 10歳 | 車椅子で自分のことは自分でできる<br>床上で膝行することはできる<br>座位を正しくとることができる |
| 6歳 | 階段昇降に介助が必要になる<br>床から立ち上がれなくなる<br>普通の椅子から立ち上がれなくなる | 12歳 | 車椅子上での生活で介助が必要になる |
| 8歳 | 歩行不能になる<br>ベッドなどから車椅子への移乗はできる<br>四つ這いができる | 15歳 | 車椅子上で体幹の支持が必要となる<br>座位の保持が不可能となる |
|  |  | 19歳 | 日常生活のほとんどをベッド上で過ごす |

症状は下記のとおりである.

- 全身性の低緊張・筋力低下により，頸すわりや寝返りが遅れる.
- 顔面筋の筋力低下により，閉口困難，乏しい表情，顎関節脱臼などが生じる.
- 知的障害の頻度が高く，中程度〜重度の例が多い.
- 約半数にけいれんを認め，発作の反復や重積も生じやすい. また，10代後半から心肺機能が低下し，心不全や呼吸不全，誤嚥性肺炎で死亡することが多い.

### 2）口腔と歯の特徴

#### （1）形態的特徴

顔面筋の筋力低下による閉口不全，開咬，歯列弓の開大，高口蓋，下顎角の開大など，仮性肥大による巨舌などがみられる.

#### （2）機能的特徴

- 筋の弛緩あるいは仮性肥大による巨舌は，常に突出された状態にある.
- 自力での閉口や口唇閉鎖が困難のため，捕食には介助が必要となる.
- 嚥下時は舌が口蓋まで挙上せず，異常嚥下癖（逆嚥下）がみられることがある.
- 咬合する歯が少ないため，咀嚼効率が低下する.
- 咀嚼筋や嚥下圧が低下するため，症状に合わせた食形態の調整が必要となる.
- 開口状態による流涎や口腔乾燥が生じやすく，嚥下機能がさらに阻害される.

## 4. 脊髄損傷

### 1）定義と概要

事故や病気によって脊柱の骨折，脱臼や圧迫を生じ，脊髄が損傷して知覚・運動・自律神経が麻痺した状態をいう. 国内の年間発生数は約5,000人（男：女＝4：1）である. その損傷部位によって症状は異なる. たとえば，仙髄部の損傷では排尿や性機能障害が生じるが，頸髄部の損傷では四肢の麻痺や呼吸障害などが生じる（図2-17）.

### 2）口腔と歯の特徴

上肢に麻痺がある場合はセルフケアが困難となり，う蝕や歯周病が生じやすくなる. さらに移動障害や言語障害がある場合は歯科診療を受けにくい状況になり，重症化しやすい. 嚥下障害で経口摂取が少ない場合には，口腔乾燥や歯石沈着を認めることがある.

### 3）歯科治療と歯科衛生業務における留意点

心理状況を十分に考慮して言葉かけをする. 言語障害がある場合は，聞き取りにくくても傾聴し，聞き取れないときに決めつけや早合点をしないよう注意する. 常に内容を確認しながら話を進め，必要ならば本人の了解を得て文字盤や携帯用音声会話補助装置を使用したり，介護者の援助を受けたりすることも考慮する.

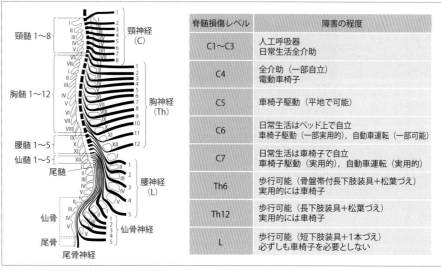

| 脊髄損傷レベル | 障害の程度 |
|---|---|
| C1～C3 | 人工呼吸器<br>日常生活全介助 |
| C4 | 全介助（一部自立）<br>電動車椅子 |
| C5 | 車椅子駆動（平地で可能） |
| C6 | 日常生活はベッド上で自立<br>車椅子駆動（一部実用的），自動車運転（一部可能） |
| C7 | 日常生活は車椅子で自立<br>車椅子駆動（実用的），自動車運転（実用的） |
| Th6 | 歩行可能（骨盤帯付長下肢装具＋松葉づえ）<br>実用的には車椅子 |
| Th12 | 歩行可能（長下肢装具＋松葉づえ）<br>実用的には車椅子 |
| L | 歩行可能（短下肢装具＋1本づえ）<br>必ずしも車椅子を必要としない |

図2-17　脊髄の損傷部位と残存機能

（片岡　治ほか：脊髄損傷ハンドブック．南江堂，東京，1987．18．）

　治療前日の排便，治療前の排尿を指示し，自律神経過反射の予防を行う．診療時の急な体位変換を避け，血圧低下やけいれん発作を予防する．起立性低血圧や自律神経過反射などで循環変動する場合には，モニター監視を行う．

　セルフケアが難しい部分に，介護者のケアが行われるよう指導する．歯ブラシの柄を持ちやすくしたり，曲げたりすることで，歯磨きが可能になることもあるため，残存能力の活用を心がける．

## 5. 関節リウマチ

### 1）定義と概要

　関節リウマチは，関節滑膜の炎症を主病変とする持続性の慢性炎症が多発性に起こり，腫脹，疼痛を伴いながら破壊性関節炎に進行する疾患である．遺伝的要因に環境因子が加わって自己免疫応答が引き起こされ，対称性に複数の関節に慢性炎症が生じる．関節炎が進行すると軟骨・骨の破壊や変形を生じ（図2-18），関節機能の低下，日常生活動作の低下を来たす．関節炎以外に，呼吸器病変や血管炎などを伴うこともある全身性疾患である．有病率は約0.5～1％で，男女比は1：3～5とされている．中年女性に好発し，40～50代が発症年齢のピークとなる．

### 2）口腔と歯の特徴

　関節リウマチの進行に伴って顎関節にも異常が生じ，顎関節痛や開口障害が生じる．唾液分泌が低下すると，口腔乾燥症が発症しやすくなる．関節の変形によって口腔清掃が困難になると，う蝕や歯周病になる．長期にわたりステロイドを服用している場合には，歯髄腔の狭窄がみられる（図2-19）．

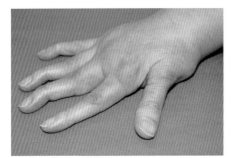

**図 2-18 関節リウマチ**
手指の変形.

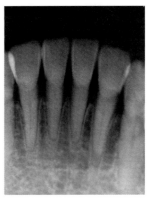

**図 2-19 関節リウマチ**
ステロイドの長期服用による歯
髄腔狭窄.

### 3）歯科治療と歯科衛生業務における留意点

　開口障害が認められる場合には，ヘッドが小さいハンドピースやショートシャンクのバーを使用するなどの配慮が必要となる．

　頸椎や腰椎の変形によって，頭部の運動が困難であったり治療時の体位に制約が生じるため，注意が必要である．

　手指の変形によって関節可動域の制限や握力低下が生じると，歯ブラシの把持が困難になる．機能障害に応じた歯ブラシの選択や改良が必要となる．

## 6. 脳血管障害

### 1）定義と概要

　脳血管障害とは，血管病変が原因で生じる脳神経系障害の総称で，脳血管が閉塞して脳組織が壊死（軟化）した「脳梗塞」と脳血管が破れて「脳内出血」や「くも膜下出血」を起こしたものがある．さらに脳梗塞には，「脳塞栓症」と「脳血栓症」がある（**図 2-20，21**）．脳血管障害は日本人の死亡原因の第 4 位で，その 60％は脳梗塞である．寝たきりになる原因疾患では，脳血管障害が最も多い．小児に多い脳血管障害には，もやもや病がある（**図 2-22**）．

　障害される脳血管によって症状が異なり，脳内出血，脳塞栓症と脳血栓症では，急激な発症で意識障害，片麻痺（片側の運動障害）や失語などがみられる（**図 2-23**）．一方，くも膜下出血では，激しい頭痛と意識障害がみられる．脳血管障害で破壊された脳組織は再生しないので，発症後はできるだけ早期にリハビリテーションを開始して，関節の拘縮や筋肉の廃用萎縮を防止し，機能の回復がはかられる．

### 2）口腔と歯の特徴

#### （1）う蝕，歯周病，口腔乾燥

　健康であった人が脳血管障害によって突然寝たきりや片麻痺になったとき，口腔

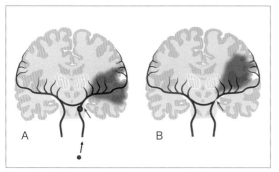

図 2-20　脳梗塞
A：脳塞栓症．心臓にできた血栓が流れて脳の太い血管に詰まる．
B：脳血栓症．脳の血管が動脈硬化を起こして細くなり，詰まる．

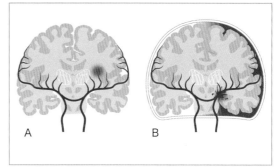

図 2-21　脳出血
A：脳内出血．脳の血管が破れて，脳内に血腫をつくる．
B：くも膜下出血．脳動脈瘤などが破裂して，くも膜下腔に血液が充満し，脳圧が高くなり，激しい頭痛を起こす．

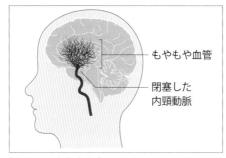

図 2-22　もやもや病
　脳底動脈が狭窄あるいは閉塞するため，異常血管網がみられる脳血管障害である．子どもを中心とする小児型が多い．原因は不明であるが，遺伝が疑われている．症状はてんかん発作，不随意運動，一過性の脱力，言語障害や意識障害がある．

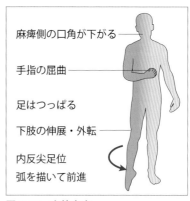

図 2-23　右片麻痺

のケアの必要性に気づかれず，多発性う蝕や易出血性の歯肉炎，歯周炎が生じることがある．意識障害のある人では，経口栄養摂取が困難であったり口腔のケアがなされなかったりして，口腔乾燥症のために，口蓋に剝離上皮膜や乾燥痰を付着させることがある（**図 2-24**）．

### （2）嚥下障害

　脳血管障害のある人では，嚥下障害を伴うことが多い．片麻痺では，口腔の片側に感覚と運動の麻痺があり，食渣の滞留，舌や口唇の運動障害，流涎などがみられる（**図 2-25**）．

## 3）歯科治療と歯科衛生業務における留意点

### （1）口腔衛生指導と専門的口腔ケア

　脳血管障害のある人とケア担当者に，歯磨き介助の必要性，具体的な介助磨き法や義歯の管理法などを指導するとともに，専門的口腔ケアを行う．特に摂食嚥下障害のある人には，誤嚥の生じにくい体位や唾液の誤嚥防止のために適宜吸引するこ

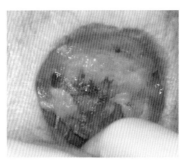

**図 2-24　剝離上皮膜（口蓋部）**
　82 歳，女性．脳梗塞，寝たきり，経管栄養．

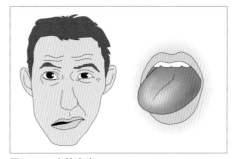

**図 2-25　右片麻痺**
　脳幹部より上方の脳血管障害では，鼻唇溝の消失，口角の下垂，舌の麻痺側偏位がある．口輪筋の麻痺は少ない，両側に額のしわがある．

と，また，清潔と粘膜の保湿に努めることを指導する．

### （2）歯科診療

#### ❶脳血管障害のある人とのコミュニケーション

　麻痺や失語，失認による言語障害や認知症のために，脳血管障害のある人とのコミュニケーションは困難なことがある．歯科治療や歯科衛生業務のときには，キーパーソンとなる家族や介助者にコミュニケーションのサポートを依頼する．

#### ❷移乗（トランスファー）

**移乗**
特に車椅子からベッドや歯科用ユニットへの移動を移乗（トランスファー）といいます．

　運動障害のため，歯科用ユニットへの移乗は介助を要することがある．本人の現有能力を活用し，介助者の腰痛防止のためにも，患者の身体能力に合わせた安全・安心で効率的な移乗介助を行うことが重要である．そのためには，なるべく移動距離を短くするために車椅子を歯科用ユニットに横づけする，介助者は患者の体に近づく，下肢の筋力を使う，両足を開いて支持面を広く取る，体全体を緊張させて腰を曲げずに踏ん張ることに配慮する（**図 2-26**）．

#### ❸バイタルサインの確認

　慢性期の脳血管障害のある人では，血圧は 140/90mmHg 以下に維持されていることが多い．歯科治療時は，ストレスによって脳出血や心不全の危険性が増すので，血圧や脈拍を確認しながらリラックスさせ，痛みがないように処置を行う．

#### ❹抗血栓薬

　脳梗塞のある人は，抗血栓薬（抗凝固薬，抗血小板薬）を服用しているので，抜歯やスケーリングのときに止血しにくいことがある．内科主治医に問い合わせ，ワルファリンの凝固機能としての PT-INR（プロトロンビン時間国際標準比）の確認を行う．PT-INR が 3 未満であれば，服薬を中止する必要はない．

#### ❺歯科訪問診療

　脳血管障害で寝たきりの人には，しばしば歯科訪問診療が行われる．訪問時にバイタルサインが変動するなど体調がよくないときは，無理せずに診療を延期する．歯科衛生士は単独で患家を訪問し，歯面清掃（医療保険）や居宅療養管理指導（介護保険）を行うこともあるので，リスク評価と安全管理が重要である．

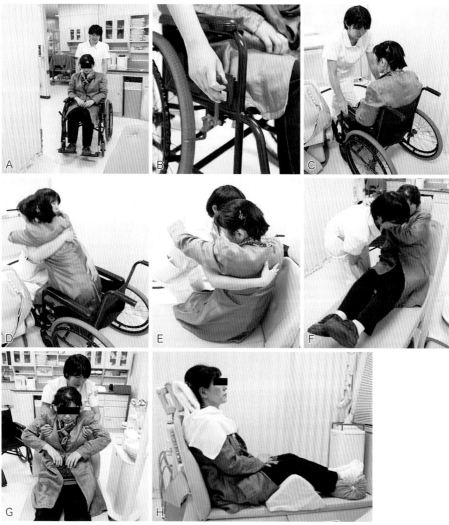

**図2-26　車椅子から歯科用ユニットへの移乗と姿勢の調整方法**
　A：診療室へ誘導する．B：車椅子のストッパーを止める．C：フットレストを上げ，床に足をつける．D：患者を抱き抱えるようにして前方へ重心移動させ，下肢，膝に力を入れてもらい立ち上がらせる．E：臀部からゆっくり歯科用ユニットに座らせる．F：足をユニットに載せる．G：背後からユニットへ深く座らせる．H：安定した姿勢を保つためにクッションやタオルを使用して姿勢の調整を行う．姿勢の調整は体幹を整えることで頭頸部の角度と体全体の安定を目的に行う（昭和大学歯科病院・日山邦枝氏のご厚意による）．

### （3）摂食嚥下リハビリテーション

　歯科医師あるいは医師による指示のもとに，歯科衛生士は摂食嚥下訓練を行うことができる．

## 4）歯科衛生士と多職種連携

　寝たきりの患者には，多職種が関わってチーム医療を行っている．歯科衛生士には，他職種の業務を理解し，口腔内の状況について情報を提供し，また，他職種からは全身や介護の状態についての情報を受けて，互いに情報を共有して歯科治療と歯科衛生業務に反映させていく重要な役割が求められる．

# 7. 筋萎縮性側索硬化症（ALS）

## 1）定義と概要

　脳から脊髄まで信号を伝える上位運動ニューロンと，脊髄から筋肉に信号を送る下位運動ニューロンが，進行性に変性消失していく原因不明の疾患である．筋力低下，筋萎縮，球麻痺などを発症するが，感覚神経や自律神経などは侵されない．筋萎縮と筋力低下によって，手足が使いにくい，話しにくい，食べ物が飲み込みにくいという症状で始まり，上肢機能，歩行，構音，嚥下や呼吸に障害などが生じる．進行は速く，人工呼吸器を用いなければ，通常は2～4年で死亡する．大多数は病因不明であるが，常染色体優性遺伝の家族性ALSもある．有病率は人口10万人あたり2～7人（わが国には約8,000人）で，男女比は約2：1と男性に多い．男性の発症年齢のピークは50～69歳，女性は55～74歳となっている．治療法は確立されていない．

## 2）口腔と歯の特徴

　筋力低下と球麻痺による舌筋の萎縮，線維束性攣縮，下顎反射の低下，咽頭または催吐反射が消失し，構音障害と摂食嚥下障害が高頻度で出現する．また，顔面筋の固有反射が亢進し，口をとがらせる反射などがみられる．唾液の粘稠化と口腔機能の低下によって唾液嚥下が困難となるため，流涎が認められるようになる．

## 3）歯科治療と歯科衛生業務における留意点

　病状の進行は速いが，個人差が大きいので症状に合わせた対応が必要となる．姿勢の安定化と呼吸の確保，誤飲防止などに留意する．生体情報モニターを装着し，適格にバキュームを操作する．言語障害に対しては，筆談やコンピュータなど，代替コミュニケーション手段を応用する．

　口腔清掃状態や口腔機能の低下による誤嚥性肺炎や窒息のリスクを軽減し，QOLを保つためにも，口腔衛生管理と摂食嚥下リハビリテーションが必要である．

# 8. その他の障害

## 1）骨形成不全症

### （1）定義と概要

　骨粗鬆症，易骨折性と進行性の骨変形を主症状とする遺伝性疾患である．I型コラーゲン遺伝子の変異によって，骨などの結合組織の形成不全が現れる．発生頻度は2万人に1人程度で，難聴，青色強膜，関節と皮膚の過伸，象牙質形成不全を伴うことが多い．長管骨の骨折を繰り返し，四肢の機能障害を起こしやすい．

### （2）口腔と歯の特徴

　象牙質形成不全によって歯冠はオパール様の半透明で，エナメル質は剝離しやすい（図2-27）．歯髄腔の狭窄あるいは消失，短い歯根，歯頸部の狭窄などの特徴を

**青色強膜**
眼の強膜が青く見える状態です．先天性の結合組織異常によって，強膜が薄いため透過性が増加し，毛様体と脈絡膜が透けて青い色調を帯びます．機能的な障害は認められません．

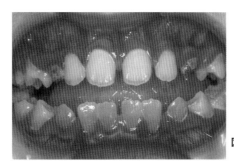

**図 2-27　骨形成不全症**
象牙質形成不全.

示す. また, 反対咬合などがみられる.

### （3）歯科治療と歯科衛生業務における留意点

骨折しやすいため, 抑制具や開口器を使用するときは十分に注意する. 歯髄腔狭窄によって歯内療法は困難になるので, う蝕の予防と進行抑制が重要である.

## 2）二分脊椎

### （1）定義と概要

二分脊椎は脊椎の癒合不全で, 脊椎の背側の一部（椎弓）が欠損し, 種々の神経障害が起きている状態をいう. 皮膚欠損のない潜在性二分脊椎と, 皮膚欠損を伴う開放性（顕在性）二分脊椎がある. 下肢の変形, 運動障害, 感覚障害, 膀胱直腸障害や水頭症を伴うことが多い. 知的能力障害を伴うこともある. 発生率は1万人に5人程度である.

### （2）口腔と歯の特徴

口腔や歯に二分脊椎に特有の所見はない.

### （3）歯科治療と歯科衛生業務における留意点

水頭症に対して脳室腹腔短絡術（VPシャント術）を行っている患者に身体固定をするときは, シャントシステムの通っている頸部に外力がかからないよう注意する.

# ③—感覚障害

## 1. 視覚障害

### 1）定義と概要

視覚機能（視力, 視野, 色覚, 光覚, 眼球運動など）が永続的に低下し, 回復できない状態の人が視覚障害者であり, わが国には約31万人とされる. 先天的な原因として, 網膜色素変性症や未熟児網膜症などがある. さらに中途失明の原因となる眼疾患には, 糖尿病性網膜症, 緑内障や網脈絡膜萎縮などがある. WHOの分類によると, 視力が0.05未満で日常生活に視覚を用いられない人は「盲（もう）」, 0.05～0.3未満で眼鏡をかけても日常生活が困難な人は「弱視（ロービジョン）」と

よばれる．弱視には，視野障害や色覚障害も含まれる．

### 2）口腔と歯の特徴

視覚障害のある人に特有の口腔症状はないが，歯垢染色や鏡を見せて歯科保健指導ができないという問題がある．転倒や衝突などで顔面や歯に外傷を負うことがある．

（歯科治療と歯科衛生業務における留意点は p.52 参照）

## 2. 聴覚障害

### 1）定義と概要

音を伝える外耳や中耳（伝音系）あるいは音を電気信号に変えて脳に伝える内耳や聴神経（感音系）の機能障害によって，音や声を認識しにくい状態であり，伝音性難聴と感音性難聴に分類される（図 2-28）．臨床的には，主に幼少期から聞こえないため手話を使う「聾（ろう）者」，幼少期から聞こえにくいため補聴器を用いる「難聴者」，音声言語を獲得した後に聞こえなくなった「中途失聴者」という言語学的な分類がよく用いられる．わが国では 70dB 以上の音を聞きとれないときを聴覚障害としており，約 29 万人いるとされるが，補聴器を必要とする中等度難聴（40dB 以上）を含めると，約 600 万人になると推計されている．

### 2）口腔と歯の特徴

聴覚障害のある人に特有の口腔症状はないが，コミュニケーションが困難なため歯科受診を控えたり，口腔清掃の意義や方法がよくわからないために，う蝕や歯周病になったり歯を喪失することがある．口唇・口蓋裂やダウン症候群，トリーチャー・コリンズ症候群やクルーゾン症候群などでは，聴覚障害を伴うことも多い．

（歯科治療と歯科衛生業務における留意点は p.52～54 参照）

dB（デシベル）
この場合は音圧のことを指し，耳に聞こえる最小の音と比べ，どれくらいの強さかを示します．地下鉄の車内が 80dB，時計の針の進む音が20dB，ほかにも電圧や電流，電力なども同じ単位を使います．

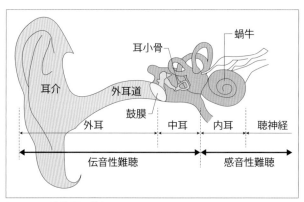

**図 2-28　聴覚器の仕組み**
　機能障害が外耳と中耳にあれば伝音性難聴，内耳や聴神経にあれば感音性難聴とよぶ．

## 3. 盲聾（もうろう）

視覚障害と聴覚障害を合併している人で，わが国には約1万人と推計されている．全く見えず聞こえない「全盲聾（もうろう）」，全く見えず聞こえにくい「盲（もう）難聴」，見えにくく聞こえない「弱視聾（ろう）」，見えにくく聞こえにくい「弱視難聴」に分類される．

歯科的特徴は，聴覚障害と視覚障害の両方の影響を受ける．歯科医療場面でのコミュニケーションには，点字（点字による筆談，指点字，ブリスタ），手話と指文字（触読手話，弱視手話，五十音式指文字，ローマ字式指文字），墨字（手書き文字，筆談，要約筆記，拡大文字）や音声（音声通訳）の応用などがある．

ブリスタ
点字速記用のタイプライター．キーを打つと，ロール状の紙テープに点字が連続的に打ち出されます．打った点字をすぐに読むことができます．

## 4. その他の障害

### 1）先天性無痛無汗症

先天性の無痛覚と無発汗を呈する疾患で，わが国には約200人と推計されている．軽度から中等度の知的能力障害を伴う．歯科的特徴として，歯の萌出に伴って舌や口唇の咬傷と自己抜歯がみられる．保護プレートを装着して，口腔外傷を防止することが大切である．局所麻酔後の違和感により咬傷を拡大することがあるため，十分に注意する．う蝕が進行しても痛みを感じないため，う蝕予防と定期診査が大切である．

### 2）味覚障害

味覚の消失などがあり，中高年者に多い．味覚障害の原因には，薬剤によるものや亜鉛欠乏，口腔乾燥，心因性，神経損傷や加齢などがある．薬剤の変更，亜鉛製剤の投薬などが行われる．

# ④—音声言語障害

### 1）定義と分類

人間は意思表現のために言葉を用いるが，言葉の障害には「言語能力の障害」，「聞き言葉や話し言葉の音声言語障害」と「声帯によって表出される音声の障害」がある．このうち，音響信号としての音声を正しく表出できない状態を音声言語障害という．音声言語は声音と構音からなる．

嗄声
いわゆる「かすれ声」のことです．声帯の器質的変化や運動障害によって，声帯の緊張がつくれない場合に生じます．

- 声音：咽頭で生成した音が上部の声道で共鳴して生成された音（声音）のこと．鼻咽腔閉鎖不全による開鼻声や，声帯閉鎖不全による嗄声（させい）を音声障害という．
- 構音：口唇，舌，歯，歯肉，口蓋，鼻咽腔などの口腔器官の動きによって語音をつくること．

### 2) 音声言語障害の原因

構音器官には，口腔と咽頭，鼻腔があり，顎や歯列などの形態異常によって，音声言語の障害が生じることがある．また，小児の口腔機能の発達と構音機能の発達は密接に関連しており，音声言語の学習過程でさまざまな機能性構音障害が生じる．成人では，脳血管疾患などの神経障害によって，音声言語障害が生じる．外傷や脳卒中で中枢神経が障害されると，「ろれつが回らない」状態になることがある．

### 3) 音声言語障害のある人への対応

音声言語障害の評価は，発達や発声，構音の問題について，言語聴覚士が検査を担当することが多い．音声言語障害の原因が口唇裂・口蓋裂など口腔の形態異常，舌運動や歯列などの異常のこともあるため，歯科医師と歯科衛生士を含む多職種のチーム医療が必要になる．また，リハビリテーションなど長期対応も必要なことから，歯科の専門職が，チームの一員として障害を理解し，情報を共有し，支援をすることが重要になる．

# ❺─精神および行動の障害

## 1. 統合失調症

ICD-11 での分類
統合失調症は，ICD-11 では「統合失調症または他の一次性精神症群」に分類されます．

### 1) 定義と概要

統合失調症はいくつかの段階を経て進行する慢性疾患である．思考や行動，感情を1つの目的に沿ってまとめていく能力，すなわち統合する能力が長期間にわたって低下し，その経過における精神病性の特徴（陽性症状），陰性症状，認知機能障害により特徴づけられ，これにより社会的関係およびセルフケアが著しく妨げられる．DSM-5 では「統合失調症スペクトラム障害および他の精神病性障害群」に分類される（**表 2-8**）．

有病率は人口の1%，100人に1人の割合で，性差はないとされている．発症は思春期から青年期が多く，発症年齢は男性の方が低い傾向にあるといわれている．特異的な原因は明らかにされていないが，脳構造の変化，ドーパミンなど脳の神経伝達物質の活性の変化，遺伝学的危険因子などの生物学的な基盤が存在する．危険因子として在胎時，出生時または分娩後の合併症，中枢神経系のウイルス感染，小児期の心的外傷，ネグレクト，都市生活，貧困などがあげられる．神経発達上の脆弱性に加えて，周囲のストレス環境やライフイベントなど，いくつかの因子が重なった結果，発症すると考えられている．

治療は，抗精神病薬による薬物療法を中心に，リハビリテーションや回復力の訓練を目的とした精神療法との併用で行う．

表2-8　DSM-5における統合失調症の診断基準（要約）

　精神病性の特徴（陽性症状）とは，妄想，幻覚，まとまりのない思考および発語，ならびに奇異で不適切な行動のことであり，陰性症状とは感情の平板化および意欲の欠如など，正常な感情および行動の減退または喪失である．

A．以下のうち2つ（またはそれ以上）が，それぞれ1カ月間存在する．
　（1）妄想
　（2）幻覚
　（3）まとまりのない思考（発語）
　（4）ひどくまとまりのない，または緊張病性の行動
　（5）陰性症状
B．仕事，対人関係，自己管理などの面で1つ以上の機能レベルが著しく低下している．
C．障害の徴候が6カ月以上存在する．
D．統合失調感情障害と抑うつ障害または双極性障害，精神病性の特徴は伴わない．
E．物質乱用または他の医学的疾患の生理学的作用によるものではない．
F．自閉スペクトラム症や小児期にコミュニケーション症の発症歴がある場合，顕著な幻覚や妄想が，その他の統合失調症の診断の必須症状に加えて1カ月以上存在する．

### 2）口腔と歯の特徴

　統合失調症の口腔症状は多様である．一般にう蝕や歯周病の罹患率が高い．これは，抗精神病薬の副作用による唾液分泌の減少や錐体外路症状，感情の平板化，意欲減退，社会的引きこもりなどの慢性期に現れる陰性症状，認知障害による口腔衛生状態の悪化が要因とされる．精神症状により食物の丸飲みや一口量の調節困難による窒息，咽頭部の機能低下による嚥下障害や，服用薬の副作用による振戦が原因の食具の使用困難なども報告されている．一般に窒息による突然死は人口10万人あたり年間0.3人であるが，統合失調症の人では10万人あたり5.7人とされている．

### 3）歯科治療と歯科衛生業務における留意点

　抗精神病薬の服用者は，副作用で錐体外路症状が出現することがあり，歯科領域ではオーラルジスキネジア（顎口腔周囲の不随意運動），ジストニア（顎口腔領域の筋緊張異常）が問題となる．

## 2．うつ病（大うつ病性障害）

### 1）定義と概要

　うつ病とは，持続的な抑うつ気分，興味または喜びの喪失，倦怠感などの心的感情や身体的感情のみならず，不眠や食欲低下など身体症状をも含む多様な臨床徴候により特徴づけられる精神疾患である．日本におけるうつ病の12カ月有病率は1〜2%，生涯有病率は3〜7%である．典型的には女性，若年者に多いが，日本では中高年者でも頻度が高く，社会経済的な影響および自殺リスクへの影響は大きいとされている．

　DSM-5におけるうつ病の診断基準の要約を**表2-9**に示す．程度は軽症，中等症，重症に分けられ，軽症は対人関係上，職業上の機能障害はわずかにとどまる．中等症は軽症と重症の中間に相当し，重症は症状がきわめて苦痛で，機能が著明に損なわれている状態である．

錐体外路症状
筋の緊張，姿勢の保持や微細な運動を調節する運動神経である錐体外路が障害されることで発現します．筋硬直，手指振戦，仮面様顔貌，小刻み前屈歩行などがあげられます．

ICD-11での分類
うつ病は，ICD-11では「気分症群」に分類されます．

DSM-5 におけるうつ病の分類

うつ病は，DSM-5では「抑うつ障害群」に分類されています．抑うつ障害群の下位分類にはうつ病（大うつ病性障害）のほかに，重篤気分調節症，持続性抑うつ障害（気分変調症），月経前不快気分障害，物質・医薬品誘発性抑うつ障害，他の医学的疾患による抑うつ障害，他の特定される抑うつ障害，特定不能の抑うつ障害があります．

**表 2-9　DSM-5 におけるうつ病の診断基準（要約）**

　表の (1)～(9) の 9 項目のうち 5 つ以上の症状が直近 2 週間に存在し，以前の機能から変化を起こし，そのうち少なくとも 1 つは抑うつ気分か興味や喜びの喪失である場合に，うつ病と診断される．

A.
　(1) ほぼ毎日，一日中抑うつ状態となる（小児や青年ではイライラする気分も含まれる）．
　(2) ほぼ毎日，一日中すべての活動で興味や喜びが目立って少なくなる．
　(3) ダイエットや食事療法をしていなくても，体重減少または体重増加があり，食欲の減退や増進がある．
　(4) ほぼ毎日に渡る不眠や過眠がある．
　(5) ほぼ毎日に渡る精神的焦燥や遅延 / 制止がある．
　(6) ほぼ毎日疲労感や気力の減退がある．
　(7) ほぼ毎日自分に価値がないと感じる，または過剰や不適切に罪悪感がある．
　(8) ほぼ毎日思考力や集中力が減退し，優柔不断となる．
　(9) 死について繰り返し考える．自殺企図，自殺のためのはっきりした計画がある．
B.　症状が臨床的に意義のある苦痛の原因となる，または社会的，職業的など重要な分野における機能的障害の原因となる．
C.　症状は何らかの物質による生物学的効果，または他の医学的疾患によるものではない．

### 2）口腔と歯の特徴

　うつ症状の程度によって異なるが，一般に精神症状によって口腔衛生管理能力が低下すると，う蝕や歯周病が多発しやすい．また，向精神薬の副作用による唾液分泌量の低下も口腔の自浄作用を低下させる．

### 3）歯科治療と歯科衛生業務における留意点

　患者の服用する抗精神病薬に関して，抗うつ薬には，唾液分泌減少をもたらすものもあるので，湿潤剤などの口腔ケア用品が必要なこともある．

　精神症状のために，患者の訴えがわかりにくかったり，不合理な症状を訴えたりすることがあるが，よく傾聴し，否定的ではなく，受容的，支持的な対応を心がける．また，適応能力が低下することがあるため，本格的な歯科治療と歯科衛生介入は，病状の改善後に行うようにする．

## 3. てんかん

### 1）定義と概要

　WHO によると，てんかんは「種々の成因によってもたらされる慢性の脳の疾患であって，大脳ニューロンの過剰な発射に由来する反復性の発作（てんかん発作）を特徴とし，それにさまざまな臨床症状および検査所見が伴う」と定義されている．

　てんかんは成因によって特発性（遺伝素因性）と症候性（基礎疾患あり）に大別され，約70％が特発性，約30％が症候性である．わが国の13歳未満における有病率は，人口1,000人あたり5.3～8.8人と報告されており，患者数は約100万人と考えられる．

　てんかん発作は，全般発作，焦点発作，分類不明の発作に分類される（**表 2-10**）．全般発作のなかで強直‐間代発作は大発作ともいわれ，全身けいれんを主症状とす

表2-10　てんかん発作の分類

**全般発作**
　強直–間代発作（すべての組み合わせ）
　欠神発作
　　定型欠神発作
　　非定型欠神発作
　　特徴を有する欠神発作
　　　ミオクロニー欠神発作
　　　眼瞼ミオクロニー
　ミオクロニー発作
　　ミオクロニー発作
　　ミオクロニー脱力発作
　　ミオクロニー強直発作
　間代発作
　強直発作
　脱力発作
**焦点発作**
**分類不明の発作**
　てんかん性スパスムス

(廣瀬伸一ほか訳：てんかん発作およびてんかんを体系化するための用語と概念の改訂：ILAE分類・用語委員会報告(2005〜2009年)．てんかん研究, **28**（3）：515〜525, 2011.)

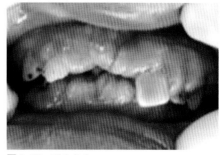

図2-29　てんかん
　抗てんかん薬（フェニトイン）による歯肉増殖と発作時の転倒による歯の喪失，転位.

るもので，突然意識を喪失し，四肢を硬直させて転倒し，続いて四肢をガクガクと痙縮させる．一方，欠神発作は小発作ともいわれ，意識を消失して動作を停止する発作で，持続時間は数秒から30秒程度である．てんかん患者の約8割は，抗てんかん薬療法によって発作が抑制される．

### 2）口腔と歯の特徴

　抗てんかん薬（主にフェニトイン）を服用している患者では，約50％に歯肉増殖を生じる．歯間乳頭を中心として歯肉が増殖し，歯の傾斜，転位や歯間離開を起こす．また，てんかん発作時に転倒し，顔面，口腔および歯を受傷することがある（図2-29）.

### 3）歯科治療と歯科衛生業務における留意点

#### (1) てんかん発作時の対応

　てんかん発作が起きたときには，ただちに歯科治療を中止し，口腔内から器具などを除去し，気道の閉塞を防ぐ．通常，発作は数分以内に止むため，周囲の安全を確保して経過を観察する．発作が5〜10分以上続く場合や，繰り返して止まらないとき（重積状態）は，専門医に連絡して指示に従う．

#### (2) 歯肉増殖に対する対応

　プラークの付着が歯肉炎と薬物性歯肉肥大の増悪因子となるので，徹底した口腔清掃が重要である．歯肉増殖が著しいときは，歯肉切除の適応となるが，口腔清掃が不良であると容易に再発する．歯肉増殖の原因となっている薬剤の中止や減量，あるいは他剤に変更が可能かどうかを主治医に照会する．

## 4. 認知症

### 1）定義と概要

　認知症とは，正常に発達した認知機能が後天的な脳の障害によって持続性に低下し，日常生活や社会生活に支障を来たすようになった状態のことである．認知症の診断基準として，DSM-5では認知領域（複雑性注意，遂行機能，学習および記憶，言語，知覚・運動，社会的認知）において，以前の行為水準から有意な認知の低下があり，せん妄（注意力や状況理解の能力の低下）や他の精神障害によってうまく説明されないものとしている（表2-11）．厚生労働省の調査では，2025年には認知症患者が700万人になると推計されている．

　認知症のうち，脳の変性疾患によるものではアルツハイマー病が最も多く，次いでレビー小体型認知症，前頭側頭型認知症があげられる．その他の原因としては，パーキンソン病，ハンチントン病，脳血管障害，脳腫瘍，正常圧水頭症，頭部外傷，神経感染症（クロイツフェルト・ヤコブ病），中毒性疾患などがある．

　認知症の症状には，すべての人に現れる記憶障害，時間や場所などがわからなくなる見当識障害，理解・判断力の低下などの中核症状と，二次的に現れる周辺症状（BPSD）がある（図2-30）．周辺症状は認知症のタイプによって異なり，個人差も大きい．

### 2）口腔と歯の特徴

　認知症の人では，口腔衛生観念の喪失や介護への抵抗などによる口腔清掃の不良から，う蝕や歯周病が高頻度にみられる（図2-31）．口腔感覚の鈍麻から食渣の滞留が多く，う蝕や歯周病を重症化させる要因となる．食べこぼしやよだれも多く，食行動の異常を伴うこともある．

### 3）食行動の障害

　認知症においては，さまざまな食行動の変化を伴う．認知症の種類によって食行動のパターンがあり，診断基準になっているものもある．

#### （1）アルツハイマー病

　記憶障害が早期の症状として現れることにより，買い物や食材の管理，調理など

表2-11　DSM-5における認知症の診断基準（要約）

| |
|---|
| A. 1つ以上の認知領域（複雑性注意，遂行機能，学習および記憶，言語，知覚・運動，社会的認知）において，以前の行為水準から有意な認知の低下があるという証拠が以下に基づいている：<br>（1）本人，本人をよく知る情報提供者，または臨床家による，有意な認知機能の低下があったという懸念，および<br>（2）標準化された神経心理学的検査によって，それがなければ他の定量化された臨床的評価によって記録された，実質的な認知行為の障害<br>B. 毎日の活動において，認知欠損が自立を阻害する（すなわち，最低限，請求書を支払う，内服薬を管理するなどの，複雑な手段的日常生活動作に援助を必要とする）<br>C. その認知欠損は，せん妄の状況でのみ起こるものではない<br>D. その認知欠損は，他の精神疾患によってうまく説明されない（例：うつ病，統合失調症） |

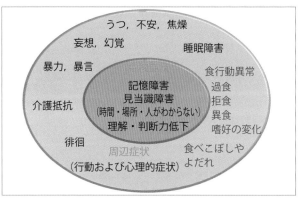

図 2-30　認知症における中核症状と周辺症状

うつ，不安，焦燥
妄想，幻覚
睡眠障害
暴力，暴言
食行動異常
介護抵抗
記憶障害
見当識障害
（時間・場所・人がわからない）
理解・判断力低下
過食
拒食
異食
嗜好の変化
徘徊
周辺症状
（行動および心理的症状）
食べこぼしや
よだれ

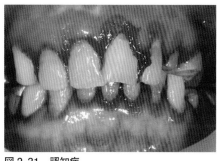

図 2-31　認知症
著明な歯肉の発赤と出血がみられる.

に問題を生じる. 記憶障害が顕著になると, 食事をしたことを忘れて何回も要求したり, 食事に関する固執や満腹中枢の異常による過食なども認められたりする. さらに進行すると, 食事介助への抵抗や拒食がみられ, 体重が減少する.

### （2）レビー小体型認知症

意識の変動や精神症状（幻覚, 特に幻視や妄想）, パーキンソニズムなどに伴い, 摂食嚥下障害が起こりやすいとされる.

### （3）前頭側頭型認知症

食欲亢進と甘味や濃い味のものへの嗜好変化がみられ, その後, 決まった食品や料理に固執する食行動がみられるようになる. さらに手にしたものは食品であってもなくても口にしてしまうようになることが多い. これらの症状は, アルツハイマー病やほかの認知症との鑑別診断の基準にもなる.

## 5. 摂食障害

ICD-11 での分類
神経性やせ症や神経性過食症をはじめとする摂食障害は, ICD-11 では「食行動症または摂食症群」に分類されます.

### 1）定義と分類

摂食障害は, 身体的・精神的原因で生じる食行動の異常を示す疾患で, 神経性やせ症（神経性無食欲症；Anorexia Nervosa, いわゆる拒食症）と神経性過食症（神経性大食症；Bulimia Nervosa）が主にあげられる（**表 2-12**）. 神経性やせ症は, 標準体重−20％以上のやせ, 食行動の異常, 体重や体型についてのゆがんだ認識など, 極端な体重減少が特徴である. 一方, 神経性過食症は, むちゃ食いを繰り返すが, 体重増加を防ぐため, 自己誘発性嘔吐や, 下剤や利尿剤の使用, 激しいダイエットなどをする傾向があり, 体重は正常範囲に保たれる.

### 2）原因と症状

特に神経性やせ症は, 10〜20 代の女性に多くみられ, 挫折体験や心的外傷などの対人ストレスが原因で発症することが多く, 自分の体型や体重に強いこだわりをみせる. やせ願望や肥満恐怖で食行動の異常がより顕著となって, 身体的にも精神

**表 2-12　DSM-5 における神経性やせ症と神経性過食症の診断基準（要約）**

●神経性やせ症の診断基準
A. カロリー摂取を制限し，年齢，性別，成長曲線，身体的健康状態に対し，有意に低い体重（正常の下限を下回る体重）に至る
B. 有意に低い体重であるにも関わらず，体重増加または肥満となることへの強い恐怖，または体重増加を妨げる持続的な行動がある
C. 自分の体重または体型の体験の仕方における障害，自己評価に対する体重や体型の不相応な影響，または現在の低体重の深刻さに対する認識の持続的欠如

●神経性過食症の診断基準
A. 反復する 2 つの過食エピソードによって特徴づけられる：
　(1) ほとんどの人が同様の状況で同様の時間内に食べる量よりも明らかに多い食物を食べる
　(2) 食べることを抑制できないという感覚がある
B. 体重の増加を防ぐための反復する不適切な代償行動（自己誘発性嘔吐，緩下剤・利尿薬やその他の医薬品の乱用，絶食，過剰な運動など）
C. 過食と不適切な代償行動がともに平均して 3 カ月にわたって少なくとも週 1 回は起こっている
D. 自己評価が体型および体重の影響を過度に受けている
E. その障害は，神経性やせ症のエピソードの期間にのみ起こるものではない

**DSM-5 における他の摂食障害**
DSM-5 における摂食障害としては，神経性やせ症と神経性過食症のほかに，過食性障害（一気に大量に食べる行為を繰り返す），回避・制限性食物摂取症（食への無関心さや食事の回避によって栄養不足や体重が減少する），また発達障害や知的能力障害の人によくみられる異食症（氷などの栄養がないものや紙や土，草など食用ではないものを食べる）や反芻症（いったん食べたものを胃から口腔に戻したり，飲み込んだりを繰り返す）があります．

的にもさまざまな症状を呈する．

　神経性やせ症では，低血圧，徐脈，低体温と冷え，カロチン症（顔，手足のひらが黄色くなる），無月経などを伴うことが多い．過食と自己誘発性嘔吐が長期間続く場合には，唾液腺腫脹や手背に吐きダコがみられる．

### 3）口腔と歯の特徴

　多数歯のう蝕（酸蝕症）がある．繰り返される過食と嘔吐によって口腔内 pH が低下するため，脱灰してう蝕の重篤化，象牙質知覚過敏，修復物の脱離などが生じやすい．さらに口腔清掃の不良や唾液分泌量の減少によって，歯周病も発生しやすい（**図 2-32〜34**）．

### 4）歯科治療と歯科衛生業務における留意点

　摂食障害のある人への歯科治療と歯科衛生介入は困難なことが多く，また，精神的に不安定なため，あせらず受容的な対応に心がけるとともに，フッ化物を応用してう蝕の予防と進行抑制に努めることが大切である．

# ⑥—その他—障害のある人への虐待

### 1）定義と概要

　虐待とは，両親や家族から身体的（暴行）・性的（わいせつ行為）・心理的（心理的外傷を与える言動）な虐待，あるいはネグレクト（放置，無視）を受けることである．介護や診療における介護者や医療・歯科医療従事者の不適切な対応も，虐待の範疇に含まれると考えられる．児童虐待による死亡例は増加している．虐待を受

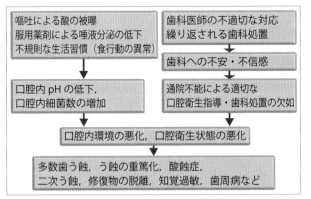

図 2-32　摂食障害の歯科的リスク
（大津光寛，石川結子：症例と対応　摂食障害患者への対応．歯学．97：40～46，2009.）

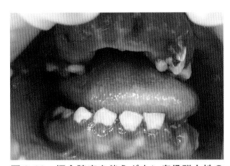

図 2-33　摂食障害を伴うダウン症候群女性の口腔内
　全歯にわたる酸蝕がみられ，特に上顎前歯は残根化している.

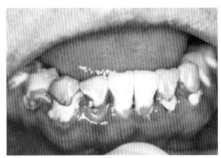

図 2-34　反芻症患者でみられた多発性のう蝕

けた人のトラウマ体験は，心や行動に深刻な影響をもたらし，さまざまな精神障害の原因や誘因となる．発達障害のある小児や障害のある高齢者は虐待を受けることが多い．虐待の防止，虐待の早期発見や早期対応の指針は「児童の虐待防止等に関する法律（2000 年）」「高齢者虐待防止法（2006 年）」「障害者虐待防止法（2012 年）」によって法的にも示されている.

　歯科衛生介入の際に，家族が口腔内や顔の傷について，つじつまがあわない説明をするなど，虐待を疑うポイント（**表 2-13**）がみられた場合，歯科医療関係者は，児童であれば児童相談所，障害者では市町村障害者虐待防止センター，高齢者では地域包括支援センターへ通報しなければならない．虐待防止法では，虐待を発見しやすい立場にある者の早期発見義務，国民の通告義務が謳われている.

## 2）口腔と歯の特徴

　ネグレクトによって，多発性の未処置う蝕を有することが多いとする報告がある．身体的虐待では，体や手足，顎顔面に外傷を認める．口腔に関しては，前歯の破折や脱臼，口唇の腫脹，下顎骨骨折，上唇小帯の断裂，舌の裂傷がみられる.

表 2-13　問診において虐待を疑うポイント

①医師に診せたがらない
　・症状があってから受診までの時間が長い
②原因の説明があいまい，つじつまが合わない
③親の様子がおかしい
　・自分中心
　・子どもへの不安をもっていない
　・態度が反抗的
　・被害妄想的
④子どもが親になつかない
　・無口でびくびくしている

(日本医師会・監修：児童虐待の早期発見と防止マニュアル，2002.)

## 3)　歯科治療と歯科衛生業務における留意点

　保護者や家族が被虐待者を受診させることは少なく，施設に保護されてから受診することが多い．歯科医療従事者は，治療の内容や方法，口腔衛生指導について，施設職員ならびに家族と十分に検討したうえで行う．診療を進めていくうえで，保護者の承諾などが得にくいこともある．

## 参 考 文 献

1) 高橋三郎，大野　裕監訳：DSM-5　精神疾患の分類と診断の手引．医学書院，東京，2014.
2) 遠城寺宗徳：遠城寺式・乳幼児分析的発達検査法　改訂新装版．慶応義塾大学出版会，東京，2009.
3) 加賀佳美：小児神経学．診断と治療社，東京，2008.
4) 大野耕策，前垣義弘編：診療実践小児神経科　第 2 版．診断と治療社，東京，2011.
5) 中根允文，岡崎祐士，藤原妙子，中根秀之，針間博彦訳：ICD-10，精神および行動の障害，DCR 研究用診断基準，新訂版．医学書院，東京，2008.
6) 厚生省特別研究（班長 高津忠雄）：脳性小児麻痺の成因と治療に関する研究．1968.
7) ナンシー・R/フィニー（梶浦一郎監訳）：脳性麻痺児の家庭療育　第 2 版．医歯薬出版，東京，1983.
8) 大島一良：重症心身障害の基本的問題．公衆衛生，35（11）：648～655，1971.
9) 江草安彦監修：重症心身障害療育マニュアル 第 2 版．医歯薬出版，東京，2008.
10) 日本神経学会編：日本神経学会治療ガイドライン．2002.
11) 日本障害者歯科学会編：スペシャルニーズデンティストリー．医歯薬出版，東京，2012.
12) 全国盲ろう者協会編．盲ろう者への通訳・介助「光」と「音」を伝えるための方法と技術 8．読書工房，東京，2008.
13) 廣瀬伸一ほか訳：てんかん発作およびてんかんを体系化するための用語と概念の改訂；ILAE 分類・用語委員会報告（2005～2009 年），てんかん研究，28（3）：515～525，2011.
14) 日本神経学会監修：認知症疾患治療ガイドライン 2017：「認知症疾患治療ガイドライン」作成合同委員会編．医学書院，東京．2017.
15) 大津光寛，石川結子：症例と対応　摂食障害患者への対応．歯学，97：40～46，2009.
16) 日本医師会監修：児童虐待の早期発見と防止マニュアル．明石書店，東京，2002.

# 3章 障害者の歯科医療と行動調整

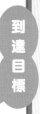

❶障害のある人とのコミュニケーション法について説明できる.

❷障害者歯科で用いられる行動調整法と歯科衛生士の役割を説明できる.

(1) 行動療法（行動変容）と歯科衛生士の役割を説明できる.

(2) 体動のコントロールと歯科衛生士の役割を説明できる.

(3) 薬物を用いた行動調整と歯科衛生士の役割を説明できる.

# ① ―コミュニケーションの方法

## 1. コミュニケーションの基本

　スペシャルニーズのある人に対して，安全で良質な歯科治療と歯科衛生業務を行うためには，歯科医療従事者と患者との間に信頼関係を築くことが重要である．歯科衛生士が歯科診療の内容をわかりやすく説明し，患者が理解して同意されることで，満足度の高い歯科医療が実現できる．歯科衛生士は，スペシャルニーズのある人の障害特性を理解し，十分にコミュニケーション（相互の意思疎通と理解）をはかるように配慮しなければならない．患者への対応の基本は，人格を尊重し，TLC（Tender Loving Care；優しく愛情をもって接する）に努めることである．患者から信頼されるためには，歯科衛生士は穏やかで話しやすい雰囲気をつくり，真剣で熱心な態度で接し，障害のある人の気持ちに寄り添うこと（傾聴と共感）が大切である．

　歯科診療の場面では，歯科衛生士がまずはじめに患者に対応することも多いため，そのときに歯科衛生士の与える印象が，その後のラポール形成や診療時の適応行動に大きく影響することを心得ておくべきである．

　コミュニケーションには，言葉によるものと言葉によらないものがある．日常のコミュニケーションで使われるのは音声言語であるが，話し言葉が理解しにくい患者には，AAC（Augmentative and Alternative Communication；補助代替コミュニケーション）を応用する．AACでは患者の自尊心にも気遣いながら，ジェスチャーや手話，絵カードやトーキングエイドなどの電子機器を利用したものなど，

多様な選択肢のなかから個々のニーズに合った方法でコミュニケーションをはかることが大切である.

## 2. 障害別のコミュニケーション法

### 1）視覚障害と聴覚障害

　視覚や聴覚に障害のある人では，初診時に患者が希望するコミュニケーション方法を確認し，ゆっくりと丁寧に対応する．治療前に治療内容と起こりうる痛みや不快感について説明し，治療中の意思表示法を再確認しておくと，患者はリラックスして治療を受けることができる.

#### （1）視覚障害

##### ❶音声言語

　視覚障害のある患者は周りの状況がわかりにくいため，まずこちらから声をかけることから始める．患者に名前でよびかけて，自分の名前と職種を伝えてから会話を始めないと，患者は誰が誰に話しているのか理解が困難である．話しかけるときは，「こちら」や「あちら」などの指示語ではなく，「診察室の入口は，右に1メートルのところです」などと具体的に説明する.

##### ❷点　字

　縦3点横2列の6つの凸点の組み合わせによって構成されている表音文字である．点字を理解できるのは視覚障害者全体の13%程度であるが，患者が文字記録として残すことのできる有用な方法である.

##### ❸模　型

　歯科保健指導の際には，顎模型や研究用模型に触れてもらいながら説明する．ブラッシング指導の際には，手を添えて行うと，ブラッシング圧や動かし方が理解しやすい.

##### ❹案内誘導（手引き）

　基本の形態は，誘導者が視覚障害者の半歩程度前に立ち，誘導者の肩か肘の上を視覚障害者に持ってもらいながら移動する．歯科用ユニットに座ってもらうときは，患者の手が背もたれと座る部分に触れるように誘導して，位置や向きを確認してもらう（図3-1）.

##### ❺盲導犬

　「身体障害者補助犬法」では，盲導犬，聴導犬と介助犬を補助犬として指定し，医療機関でも可能な限り受け入れることが定められている．盲導犬は白または黄色のハーネスで，聴導犬と介助犬もそれぞれ背中に補助犬であることを表示している．仕事中の補助犬にはむやみに触れたり，餌を与えてはならない.

#### （2）聴覚障害

　聴覚障害のある人ではコミュニケーションに時間がかかるため，聞き返して確認することを遠慮して，よく理解できないまま済ませてしまうことがある．このこと

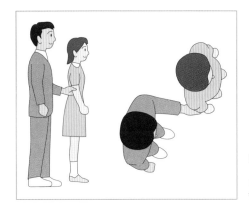

**図3-1　視覚障害のある人の誘導方法**
　視覚障害のある人が左手で誘導者の右腕の肩か肘のあたりをつかみ，2人が同じ方向を向いて，誘導者が半歩前を歩く．

表3-1　聴覚障害のある人との主なコミュニケーション法

| 方法 | 特徴 | 配慮する点 |
|---|---|---|
| 補聴器 | 音声を増幅する | 静かな環境を設定する．音声認識には個人差がある． |
| 筆談 | 紙などに文字を書く | 丁寧に書く．日本語の読解が苦手な人もいる． |
| 手話 | 視覚を利用した言語 | できれば手話を覚え，直接コミュニケーションする．重要な話は手話通訳者を活用して確実に行う． |
| 口話 | 読唇と発語 | 簡単な指示に使用する．10分が限界である． |

も念頭に置いて対応する（**表3-1**）．

**❶補聴機器（補聴器や人工内耳など）**

　補聴器は雑音も増幅してしまうため，静かな環境で話しかけるように配慮する．聴力の程度に左右差があるときは，よく聴こえるほうから話しかける．歯科治療中は器械音が出るので，患者に補聴器の音量を調節してもらう．

**❷筆　談**

　手話を用いない中途失聴者や難聴者で多く用いられる．聾唖（ろうあ）者は音声言語を獲得していないため，表音文字である平仮名が多い文は理解しにくいことがある．

**❸手話，指文字**

　手話は手や腕の形，位置，動きに表情を加え，体で表現する視覚的な言語である．聴覚障害者の約20%が使用している．聾唖（ろうあ）者にとっては一番自然なコミュニケーションのため，歯科でも手話が通じると，患者に安心感を与える（**図3-2**）．手話通訳者を介するときも，聴覚障害者のほうを見て話すようにする．

　指文字は手指の形や動きで「あ」「ぱ」「ば」など一字を表す．音声言語に比べて語彙の少ない手話を補う形で使われることが多い．

**❹読話（読唇）と口話**

　音声言語を用い，話し手の唇の動きや口の形から言葉を読み取る読話（読唇）とそれに加え，自分でも発語する口話がある．読話は，言葉が判別しにくかったり，

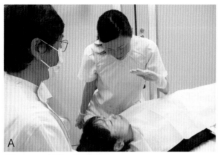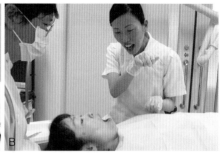

**図 3-2　手話，指文字**
A：肩を叩いたり目の前で手を振るなど，こちらに注目してもらうために合図を送る．
B：「口を開けてください」の手話．

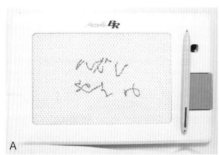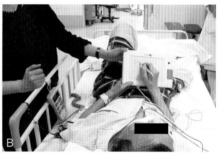

**図 3-3　簡易筆談器の使用例**
A：磁気ボードと磁気ペン．
B：軽い筆圧で書けるので，筆圧の低い患者でも使用できる．「ハズレやすい」と書いている．

筆記用具が細く把持しにくい場合には，筆記用具にスポンジなどを巻いて太くする，手のひら全体で握れるようにプラスチック製のゴルフボールなどに穴を開けて筆記用具を差し込むなど，握りやすくする工夫をします．

「はい」と「いいえ」の合図には，まばたき（「はい」は1回「いいえ」は2回など），舌を出す，指で○をつくる，手を横に振る，手や足を上げるなどがあります．

失語症の患者は「いいえ」でもうなずいてしまうことがあるので，正反対の質問をして真意を確認します．

読み手の疲労感も大きかったりするため，長時間の会話には適さない．口話を行うときは対面でマスクを外し，はっきりと口元を見せてゆっくり話す．表情やジェスチャーも含めて行うと理解されやすい．

**(3) 視覚聴覚重複障害**

　触覚と残存した能力を活用する．指点字，触手話，手のひら書きなどの AAC を応用し，コミュニケーションをはかる方法がある．

## 2) 言語障害

　言語障害のある人に対しては，その人が理解できる方法を組み合わせてコミュニケーションをはかる．

**(1) コミュニケーション法**

　話し言葉は理解できるが音声会話が困難な場合は，次のようなコミュニケーション法がある．

**❶筆　談**

　文字を紙やホワイトボード，磁気を利用した簡易筆談器などに書く（図 3-3）．また，携帯電話やパソコン画面に入力するなどの方法で意思疎通をはかる．

**❷YES/NO 質問**

　「はい」と「いいえ」で答えられる質問を重ねることによって，患者の言いたい

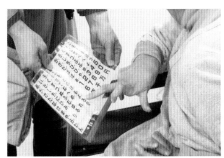

図3-4　文字盤の使用例

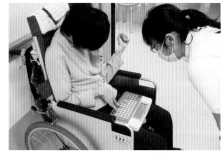

図3-5　直接入力式の携帯用音声会話補助装置の使用例

ことを理解する．聞き手は患者の気持ちを推測し，勘を働かせながら聴くようにする．「はい」と「いいえ」の合図を決めておく．

#### ❸文字盤

五十音表や数字を指さしてもらい，1字ごとに聞き手が声に出して確認しながら会話をする（図3-4）．運動障害のため自分で五十音表を指し示せないときは，聞き手が読み上げ，1字ごとに書きとめて言葉にする．この読み上げ法は，まず行を読み上げて「はい」か「いいえ」の合図を受け，次にその行の文字を読み上げて合図を受け，文字を特定する．また，視線の方向で文字や単語を特定する場合は，アクリル板に文字や単語などを書いた透明文字盤を相手との間に置き，相手の視線の動きで文字を読み取ることもある．

#### ❹コミュニケーションボード・ノート

歯科でよく使用する単語やフレーズをまとめてボードやノートに書いておき，それを指し示すことで意思疎通をはかる．片面に五十音表を，もう片面によく用いる単語を書いた「コミュニケーションうちわ」のようなものもある．

#### ❺携帯用音声会話補助装置

キーを押すと文字の表示と同時に音声が出る機器（トーキングエイド®，ペチャラ®，トークアシスト® など），入力したメッセージを音声で再生する機器（VOCA；Voice Output Communication Aids，メッセージメイト®，ビッグマック®，スーパートーカー® など）やスキャン入力式の機器（レッツチャット®）などがある（図3-5）．

#### ❻重度障害者用意思伝達装置

重度障害者では，入力の方法も使用者の運動能力に応じて，手，足，額（眉の挙上），まぶた（眼球の動き），口唇，舌などの動きでセンサーを動かしてパソコンを操作し，文字や定型句，シンボルなどに変換して表示する装置（伝の心®，オペレートナビ® など，図3-6）も開発されている．

### 3）知的能力障害

知的能力障害のある人とのコミュニケーションではさまざまな要因が関与するた

脳性麻痺で不随意運動や緊張のために手指の動きがぶれるため的確に指さしができない場合は，文字盤の上に穴を開けたキーカバーをかぶせると，指さししやすくなります．

手の操作が困難な場合は，ヘッドギアにつけた棒で文字を指すなどの工夫をします．

足で指さしができる場合は，文字と文字の間隔を広くした文字盤を使用します．

透明文字盤を使用する際，患者が疲れやすかったり，視線の動きが読み取りにくい場合は，各単語に番号をつけて，番号の数だけまばたきするなどの工夫をします．

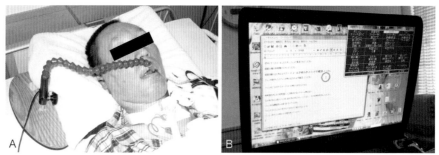

**図3-6　筋萎縮性側索硬化症の患者の意思伝達装置**
A：センサーを使用して口唇をわずかに動かすだけでパソコンを操作する装置.
B：入力されたモニター画面.

**表3-2　知的能力障害のある人の歯科治療受容に影響する要因**

- 発達年齢, レディネス（準備性）
- 知能指数
- 暦年齢
- 認知, 感覚障害程度
- 生育暦（しつけ, 教育, 訓練状況など）
- 性格
- 母親への依存度（母子分離）
- 過去の体験
- 口腔内状況　　　　　　　　　　　　　　　　　など

（福田　理：精神遅滞者の歯科医療. 障歯誌, **28**：3, 2007.）

**表3-3　知的能力障害のある人への対応**

- 発達年齢に応じた言葉や数字の使用
- 言葉かけは「ゆっくり」「はっきり」「繰り返し」
- 抽象的な表現より具体的に
- 否定的な指示より肯定的に
- 小さなことでもほめる
- 愛情をもち, 敬意を払う
- 冷静な観察力と的確な対応

め（**表3-2**）, 相手のことをよく知っておかなければならない. 基本的には, 話し言葉が理解できる場合は, 発達年齢に応じた単語や数字を用い, 穏やかな口調でゆっくり, はっきり, 繰り返し話すようにする. 知的能力障害のある人は, 複雑な内容や抽象的な概念を理解するのが困難なため, 話の内容を細かく区切り, 具体的に伝えることが望ましい. 否定的な表現は理解しにくく, 協力が得られにくいため,「～してはいけません」や「～はだめです」ではなく,「椅子に座りましょう」など, "どうすればよいのか"を示すほうがよい. 協力的で治療が順調に進んでいるときは,「うまくいっていますよ」「上手にできていますよ」とほめたり肯定したりすると, 安心感と自信を与えることになる.

　成人の患者に対しては, 発達年齢に関わらず, 平易な言葉を用いても子ども扱いはせず, 年齢相応の敬意を払って対応する.

　知的能力障害のある人においては, 保護者や介助者の言動が精神状態に大きく影響するので, コミュニケーションが難しい重度の患者のときは, 本人に話しかけるだけではなく, 保護者や介助者の協力を得るようにする. まず, 保護者や介助者との信頼関係を築いておくことが, 歯科衛生士と患者とのラポール形成には不可欠である.

　また, 歯科衛生士には, 患者の発する小さな変化も見落とさない観察力も必要である. 発語がなかったり, 会話が成立しない患者でも, 目の動き, 表情, 体の動き, 声のトーンなど, 何らかの手段で意思を表現していることがある（**表3-3**）.

### 4）自閉スペクトラム症

自閉スペクトラム症においては，知的能力障害など他の発達障害を合併していることも少なくなく，言語発達のレベルとコミュニケーション能力は多様である．下記のような音声言語の発達の遅れや偏りがあるので，正しく評価して対応することが重要である．

- 会話ができているようでも内容が理解できていない．
- 一方的に話し続けて会話が成立しない．
- 抽象的な表現や比喩，慣用表現が理解しにくい．
- 言われたことをそのまま受け止め，冗談が通じない．
- 表情や身振り，視線などから相手の気持ちを察することが困難である．
- しゃべり方に抑揚がない．
- オウム返し（反響言語）や独り言，奇声を発する．
- 発語がない．

#### (1) 視覚支援

自閉スペクトラム症のある人の特性として，話し言葉より書き言葉，絵や写真などの目で見るもののほうが理解しやすいという視覚的情報の優位性があげられる．聴覚より視覚情報のほうが伝わりやすいので，見てわかりやすい素材を用いて情報を提示する方法（視覚支援）が，この障害のある人とのコミュニケーションに有効である．

視覚支援としては，絵や写真などのほか，サイン（手話に似た手の動き）とシンボル（記号）を組み合わせたマカトン法なども応用されている．PECS（絵カード交換式コミュニケーションシステム；Picture Exchange Communication System）やTEACCH（自閉スペクトラム症および関連するコミュニケーション障害の小児のための治療と教育；Treatment and Education of Autistic and related Communication-handicapped Children）法では，言葉を補うコミュニケーション法として視覚支援が応用されている．

**❶TEACCH（ティーチ）法**

主に自閉スペクトラム症のある人のための生涯にわたる包括的な援助システムで，学習や生活する術を支援するプログラムである．視覚支援はこのプログラムのなかの指導法の中核をなしており，場所や空間のもつ意味，予定などを目で見てわかりやすく工夫すること，構造化することが大切であるとされている．

**a．物理的構造化（空間の構造化）**

場所と作業内容を1：1で対応させて，「決まったところで決まったことを行う」ようにすること．また，不要な刺激の少ない環境にすること．

**b．スケジュールの構造化（時間の構造化）**

予定表や時間割，スケジュール表を明示すること．作業の「始めと終わり」「次」を明確にする．

**c．ワークシステム（手順の構造化）**

何をどのように，どれだけ，いつまでするのか，手順表などを用いて明示するこ

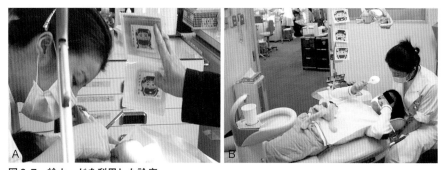

**図 3-7　絵カードを利用した診療**
診察の手順を描いた絵カードと手鏡を見ると，安心して受診することができる．

（大阪大学・森崎市治郎先生のご厚意による）

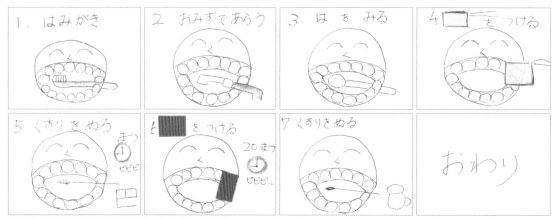

**図 3-8　手順を線画と文字で描いた絵カードの例**
「1」～「おわり」までを順に並べて示す．

と，作業手順は一定にする．

　歯科では，写真や絵カードを用いて治療の意味や手順，とるべき行動をわかりやすく示すなどの応用ができる（**図 3-7～9，表 3-4**）．

　絵カードや写真は視覚支援の素材としてよく用いられるが，色や背景などの細部が気になって混乱することもあるので，余計な情報を排除する工夫も必要である．また，絵だけではなく，文字や簡単な文章を添える，あるいは文字だけにするなど，その人が最もわかりやすいデザインの素材を用いることが必要である．

**❷PECS（ペクス）**

　絵カードを介して，相手の指示を受けるだけではなく，自分からも意思を伝えるという双方向のコミュニケーションである．

　歯科では，歯科衛生士や歯科医師と患者が，症状や処置を確認することなどに応用できる．

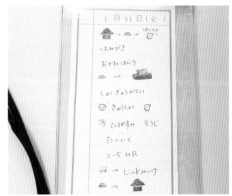

**図 3-9　スケジュール表**
1 日の予定を文字と簡単な絵で表現している.

**表 3-4　自閉スペクトラム症のある人の苦手なことと対応法**

| 苦手な点 | | 対応の方法 |
| --- | --- | --- |
| 状況から想像すること | ➡ | 状況を説明して，行動を指示する |
| 変化への対応 | ➡ | いつもと違うときは前もって予告しておく，安心させる |
| 耳で聞いて理解すること | ➡ | 目で見て理解しやすく示す（構造化する） |
| 多くの情報を整理すること | ➡ | 情報を整理し，余計なものをなくす |
| 抽象的表現や皮肉の理解 | ➡ | 具体的に，明確に伝える |

# ② ─行動療法（行動変容法）

## 1. トレーニングの概要

　歯科治療や歯科衛生業務を行うとき，低年齢児や障害者では「いままでに経験したことがない」「不安や恐怖が大きい」「言語発達が未熟で治療の意義が理解ができない」ため，適応行動がとれず，泣き叫んだり拒否したりすることが多い．このような歯科診療に適応できない患者に対し，心理学的な考え方と技法を応用して適応行動を引き出し，定着させるための訓練過程を，障害者歯科や小児歯科では歯科治療受け入れへのトレーニングとよんでいる．一般的には，学習理論に基づいた行動療法（行動変容法）が応用される．

## 2. 行動療法

　歯科診療への不適応行動を学習の面からみると，**表 3-5** のような要因がある．その要因を分析することは，不適応行動を消去して適応行動を引き出す手掛かりとなる重要なプロセスである．

　行動療法（行動変容法）とは，学習理論に基づいた技法を応用して，不適応行動

表3-5　歯科診療に適応行動がとれない原因

- 何をされるのかわからない
- 指示などの言葉が理解できない
- 何をどの程度されるのか見とおしがもてない
- 歯科治療の経験がなく不安である
- 過去の歯科治療の経験から恐怖感が強い
- 感覚（聴覚，視覚，臭覚，触覚）の異常による反応
- 生理的状態（空腹，眠たい，疲れている）に反応
- 体調不良（頭が痛い，鼻水で鼻呼吸ができない，咳が止まらない）
- 保護者の不安感が患者の不安感を高める
- 発達レベル

を減弱・消去し，適応行動を引き出し「強化」することである．行動療法には，レスポンデント（古典的）条件づけの理論を応用して，不安や恐怖に基づいた情動反応をなくしていく方法と，本人の意思による行動（随意行動）に関連したオペラント（道具的）条件づけによって適応行動を習得させていく方法がある．

　行動療法には多くの技法があるので，問題となる行動や患者，歯科衛生士，歯科医師の個性や能力などに合わせて選択し，組み合わせながら応用される．

### 1）刺激統制法

　刺激統制法とは，患者にとって快適で不適応行動が生じにくいように周囲の環境を整えることである．すなわち，待合室や診療室の設計，機器の選択や配置，診療室のにおいや音，スタッフの言動や服装，診療手順，予約時間などを調整する．騒音，機械音や泣き声などが苦手な患者には，そのような刺激のない場所と時間に診療を行うか，耳栓やイヤーマフで刺激を遮断する．強い光が苦手な患者には，サングラスを着用させたり，ライトを目に当てないなどの工夫や配慮をすることが刺激統制法である．

### 2）TSD法

　TSD法（Tell-Show-Do法）とは，Tell（これから何をどうするのかを患者にわかるように具体的に説明する），Show（実際と同じようにやって見せ，視覚的に理解させる），Do（話をして，やって見せたとおりに実際に行う）である（**図3-10**）．

　低年齢児や知的障害のある人では，言葉で説明しただけでは理解することが困難なため，実物を示しながらわかりやすい言葉で伝え，体験させると理解できて適応行動がとれるようになる．TSD法は，障害者歯科や小児歯科では，最も応用範囲の広い基本的な方法である．

### 3）脱感作法

　脱感作とは，少しずつ刺激を与えることで慣れさせて，強い不安や恐怖を減弱させていくことであり，系統的脱感作法と現実脱感作法がある．

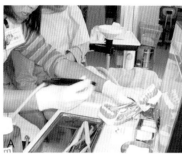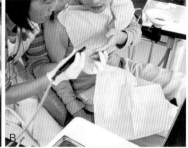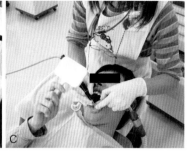

**図3-10　Tell-Show-Do（TSD）法**
A：Tell. 何をするのか説明する．B：Show. どのようにするのか見せて触れさせる．C：Do. そのとおりに行う．

#### （1）系統的脱感作法

　系統的脱感作法とは，不安や恐怖を生じさせる対象について，その刺激の弱いものから強いものへ並べた不安階層表を作成し，それに従って患者自身に刺激の弱いものから順に想い起こさせ，それで引き起こされる緊張を解除してリラックスさせる方法を修得させるものである．すなわち，リラクゼーション法を習得させて刺激に慣れることで，不安と恐怖の対象を克服させる精神療法である．恐怖症の治療に用いられる．しかし，小児や知的障害のある人にこのような不安と恐怖対象をイメージさせ，リラクゼーション法を自己習得させることはきわめて困難である．

#### （2）現実脱感作法

　障害者歯科や小児歯科では，自ら恐怖の対象をイメージして行う系統的脱感作法の応用は困難なため，現実の場面で不安や恐怖を生じる刺激に実際に少しずつ触れさせて，その刺激に慣れることで克服させる現実脱感作法が応用される．たとえば，エンジンやタービンを怖がり，過敏な反応や不適応な行動を示す患者に対し，不安や恐怖の対象であるエンジンなどを実際に見せたり，手に触れさせたり，音や振動を体験させながら徐々に慣れさせる．このようにしてエンジンなど，恐怖対象への過敏な反応を減らしていく（脱感作）方法である．障害者歯科や小児歯科では，最も広く応用されている基本的な行動変容法の一つである．現実脱感作法では，泣かせず，追い込まず，ほめて安心させながら徐々に恐怖をなくして新しいことができるようにトレーニングすることが重要である．

　現実脱感作法を行うときには，TSD法を応用する．

### 4）モデリング法

　モデリング法（観察・模擬技法）は，言葉による説明やTSD法では十分に理解が得られないとき，ほかの患者の治療を見学させることによって理解を促し，適応行動を引きだす方法である（**図3-11**）．モデリング法には，実際の診療場面を見学させる直接的（生）モデリング法と，ビデオ，絵や写真などを用いた間接的（象徴）モデリング法がある．

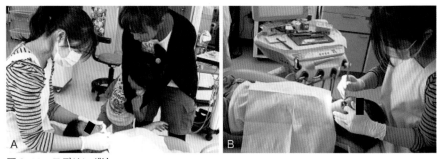

**図 3-11　モデリング法**
　弟をモデルに検診の様子を見学させ，何をするかを理解させた後（A），患児（5 歳，自閉スペクトラム症）の診察を行う（B）.

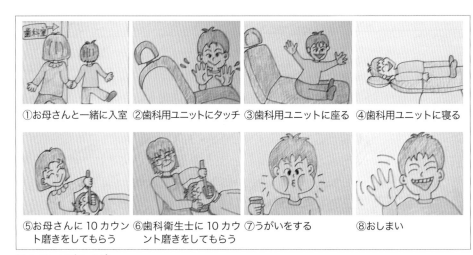

①お母さんと一緒に入室　②歯科用ユニットにタッチ　③歯科用ユニットに座る　④歯科用ユニットに寝る

⑤お母さんに 10 カウント磨きをしてもらう　⑥歯科衛生士に 10 カウント磨きをしてもらう　⑦うがいをする　⑧おしまい

**図 3-12　カウント法**

## 5）カウント法

　カウント法は，短時間しか我慢できない患者に対し，あらかじめ約束した時間（秒単位）をカウントしながら体験させ，歯科診療への適応行動を育てていく方法である．たとえば，仰臥位で診察ができない患者には，10 まで数える間だけデンタルミラーを口に入れることを約束して，「1，2，3…………10」とカウントしながらミラーを挿入する．声を出して数えることで，時間経過と到達目標がわかって先の見通しが立つので，我慢できるようになる．患者との信頼関係を壊さないよう，約束は必ず守り，達成できたときはほめて，好ましい行動を強化することが大切である（図 3-12）.

## 6）フラッディング法

　いくら説明したりトレーニングしても，想像上の不安や恐怖を克服できないとき，洪水（フラッディング）のような大量の恐怖刺激に患者を直面させ，強引に体験させて恐怖感を解消させる方法である．刺激の弱いものから段階的に進めていく脱感作法とは対照的な方法である.

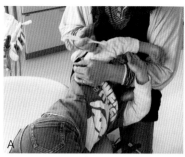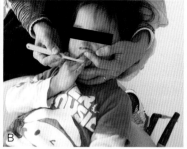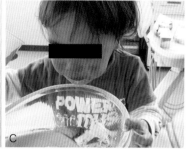

**図3-13 フラッディング法**
　何度トレーニングをしても不安や恐怖を克服できないとき，痛みを伴わないようにして強引に体験させ，「やってみればなんでもなかった」ことを実感させる.

　フラッディング法は強制的に行う暴露療法であるため，慎重に行わなければならない. トレーニングでは想像上の不安や恐怖が克服できないとき，痛みを伴わないように注意して体験させ，「やってみればなんでもなかった」ことを実感させることが重要である（**図3-13**）. このとき痛みや苦痛を伴うようなことがあると，かえって恐怖と不信感を増大させてしまうことになる.

## 7）オペラント条件づけの応用

　歯科診療時あるいはトレーニング中の行動に対し，ごほうび（報酬，正の強化子）と罰（負の強化子）をタイミングよく与えることで，好ましい行動を増やし，好ましくない行動を減らして適応行動を育てていく方法である（**表3-6**）.

### (1) 正の強化

　好ましい（適応）行動が現れたときに，その行動を強化し定着させることである. ごほうびや声かけのタイミングは，すぐに与えること（即時強化）が原則である. 視線を合わせ（注視），微笑み（表情），頭をなでながら（接触），「すごい！！よくできたね」などとほめる（**表3-7**）. ほめるときはたくさんの人がいたほうがより強化されるので，居合わせたスタッフや付き添いの保護者らが全員でほめたり，喜んだり，帰宅後も父親や家族にも称賛されると，より効果的である.

### (2) 負の強化

　好ましくない（不適応）行動が現れたときには，罰（負の強化子）を与えるか，あらかじめ与えられていたごほうびを取り上げてその行動をなくしていくことである. 負の強化子としては，叱ったり，無視したり，タイムアウトをとるなどがある.

　オペラント条件づけの応用に際しては，以下の点に注意する.

- 正と負の強化子は，適応行動でも不適応行動でも，その場で即座に与えることが原則である. 時間が経ってからでは，何がよかったのか悪かったのか，わからなくなってしまうので，効果が期待できない.
- 正と負の強化は，最初は行動に対して毎回与えること（連続強化）が効果的である.

表3-6　行動療法に用いられる強化子の種類

| 強化子の種類 | 正の強化子 | 負の強化子 |
|---|---|---|
| 一次性の強化子<br>（具体的なもの） | 食べ物，飲み物，おもちゃ，シール，トークン（代用貨幣） | 抑制，拘束，罰など |
| 二次性の強化子 | 表情：ほほえみ，興味，関心など<br>接触：抱きしめる，握手，キスなど<br>賞賛：ほめる，拍手，歓声，約束など | 表情：悲しみ，冷笑，無視など<br>接触：孤立，拒否，逃避など<br>非難：叱る，脅す，あざけるなど |

表3-7　社会的な正の強化子（称賛の例）

ア行：アラすてきね，エェなかなかだね，オオすごーい，オッ頑張ったね，
　　　驚いたすごいね，えらーい，うれしいー
カ行：かしこいね，カッコイイ，完璧，感動した
サ行：最高，さすがー，すごい，すてき，すばらしい
タ行：お手本になるね，助かる，頼りになるなぁ
ナ行：なかなかだね，なかなかできないよ すごいね
ハ行：へぇーすごいなぁー，ホォー感心だね
マ行：マァーすばらしい　モウーほめるしかないね　マァーすごい

- 正の強化と負の強化は，どちらかだけ行うより，両者を併用するほうが効果的である．

## 8）トークンエコノミー

　トークンエコノミーとは，オペラント条件づけに基づいた方法の一つで，あらかじめ約束した行動ができたときにトークン（代用貨幣）を与え，それが一定量たまったら，特定の物（大きなごほうび）と交換できる方法である（図3-14）．トークンにはシールやスタンプなどが用いられ，歯科診療時の適応行動を育てるほかにも歯科保健習慣の改善や定着，口腔習癖の治療や口腔筋機能療法（MFT）を自主的に行えるように指導するときなど，さまざまな活用法が考えられる．

## 9）レスポンスコスト法

　レスポンスコスト法は，約束していた行動ができなかったとき，与えてあったごほうびをその場で取り上げる方法である．トークンエコノミーと併用されることが多い．ただし，処罰的な意味あいの方法であるため応用範囲は狭く，また慎重に行わなければならない．

## 10）シェイピング法（形成化）

　目標となる行動を段階的にスモールステップに分けて設定し，一つずつステップアップしながら目標行動ができるようにする方法である（図3-15）．各人の能力に合ったステップの設定が重要であり，高すぎて失敗しないよう，成功体験で強化をはかりながら進めていくことが大切である．トークンエコノミーやモデリング，現実脱感作法，TSD法などと組み合わせることによって，相乗効果が得られる．

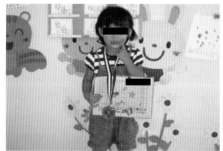

**図 3-14　トークンエコノミーの応用例**
目標到達まで段階を決め，できたらシールを与える．到達したら手作りのメダルと交換する．

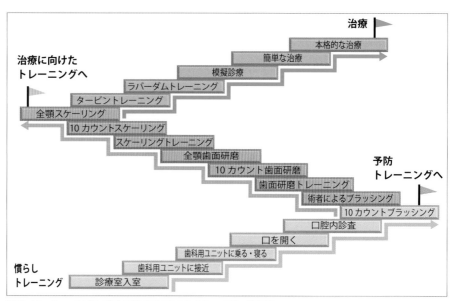

**図 3-15　シェイピング法の概念を用いたトレーニングの例**
初診時の行動，過去の体験，治療の緊急度，必要とする歯科治療内容などから，トレーニングの開始段階や当面の目標段階を決める．

## 11）タイムアウト法

　オペラント条件づけ法の応用で，負の強化子（罰）の与え方の一種である．痛みや不快なことがないにもかかわらず，患者が泣き叫んだり，暴れたりして収まらないとき，なだめたり，叱ったりせずに，本人だけを残して周りの者すべてが離れたり，本人を何もない別室に入れたりして落ちつく（クールダウン）のを待つ方法である．いつも効果があるとはかぎらないので，慎重に応用すべきである．

## 12）ボイスコントロール

　ボイスコントロールは，声の強弱，高低，口調などを患者の行動に合わせて，適宜使い分けて話しかけることによって，術者の意思を的確に患者に伝え，行動をコントロールする方法である．患者が上手に歯科治療を受けているときは，静かに優

しく話しかけたり，ほめたりする．逆に泣き叫んだり，暴れたりしたときには，毅然とした口調で制止したり，叱ったりして行動を修正する．歯科では叱るよりもほめることを中心に行う．

## 3．その他の技法

その他の技法として，ぬいぐるみやおもちゃを用いて患者と一緒に歯科診療のロールプレイを行い，診療の器械や器具になじませたり手順を理解させながら，遊びを通してラポールを形成し，適応行動を育てていく遊戯療法がある．

## 4．行動療法の効果と限界

行動療法によって歯科診療が行えるようにするには回数と時間がかかるため，患者と保護者には治療方針とトレーニングの意義をよく説明し，了解を得ておく必要がある．それによって保護者と歯科医療従事者は，共通の認識と目標をもてるようになり，トレーニング効果が上がる．それでも心理学的行動調整には限界があり，一般に発達年齢が3歳半くらいに達していなければ，トレーニングによって歯科診療への適応を得るのは難しいことが多い．

トレーニングを行う前に，患者の発達段階や歯科治療の経験などについて必要な情報を収集・分析したうえで行動療法の技法を選択し，組み合わせながら実施することが大切である．また，漫然と繰り返すのではなく，常に効果を評価し，再検討することが必要である．

# ③ 体動のコントロール

## 1．体動のコントロールの目的

歯科診療には不安や恐怖を伴いやすいため，学習理論に基づいた行動療法によって，歯科診療への適応をはかることが基本である．しかし，障害のある人では，学習効果が得られにくいことも多く，やむをえず体動を抑制して歯科診療を行わなければならないことがある．徒手や器具，あるいは薬物を用いる体動の調整法は，あくまでも安全かつ確実に歯科診療を行うための手段であり，緊急度，患者の適応能力，疾患特性，全身状態，心理的特性，患者や保護者・介助者の希望，通院事情などの条件から選択される．

また，脳性麻痺などの人に対しては，神経生理学的アプローチとして，原始反射や不随意運動が生じにくいような体位にすることも体動のコントロールである．

体動のコントロールの目的には，次のようなものがある．

表3-8　体動のコントロールの効果

①身体的効果：転倒，脱臼，外傷，誤飲・誤嚥，粘膜の損傷などの
　　　　　　　事故を防止し，安全，確実に診療を行う．
②心理的効果：苦痛を与えず，安心感をもたせて適応行動の学習を
　　　　　　　促す．
③生理的効果：身体の動きをコントロールすることで，呼吸・循環
　　　　　　　動態や薬物代謝などの生理的機能を安定させる．
④教育的効果：不安や恐怖を克服させ，本人や保護者，介護者の負
　　　　　　　担軽減をはかる．
⑤時間・経済
　的効果　　：チェアタイムが短縮できる．来院回数を減らすこと
　　　　　　　ができる．学習効果をもたらすことがある．

- 患者の突発的な動きによる偶発事故の防止
- 適応行動を効果的に学習するための態勢づくり（フラッディングの一種）
- 脳性麻痺にみられるような緊張性の姿勢反射や不随意運動の制御

## 2. 歯科衛生士の役割

　歯科衛生士は歯科医師とともに患者情報を共有し，診療方針を理解し，適切な行動調整法を選択して応用することで，安全，迅速かつ確実に診療を進めることができる．さらに，歯科衛生士には患者の気持ちの変化を読みとり，不適応な行動を防止したり，不安を和らげて適応行動を促したりする重要な任務がある．体動のコントロールを行うときは，患者の人権を尊重し，保護者，介助者とともに安心して歯科診療が受けられるように配慮する（表3-8）．

## 3. 体動のコントロールの種類と方法

　体動のコントロールには，徒手による方法と器具を使用する方法があり，それぞれに利点と欠点がある（表3-9）．

### 1）徒手による方法

　歯科医療従事者や保護者，介助者の手や身体を使って患者の体動をコントロールする方法である．手足が動く場合には，介助者の腕と脇腹で手首と膝関節を固定する（図3-16, 17）．患者が興奮状態にあるときは抑える力を強め，落ち着いたら力を緩めるなど，微調整する．その際，表情や呼吸，指先に入る力などから患者の状態をとらえ，不要な力を加えないことが大切である．介助者と触れていることで安心感を与え，不安や恐怖の軽減にもつながる．

　浸潤麻酔やタービン使用時など，危険を伴う処置のときは，図3-18に示すように上体を固定し，頭部は図3-19のように固定する．

表3-9　徒手による体動のコントロールと器具による体動のコントロールの利点と欠点

| | 利　点 | 欠　点 |
|---|---|---|
| 徒手による体動の コントロール | ①心理的な変化をとらえやすい<br>　→協力状態に合わせて調節が可能<br>　→突発的な動きに対応できる<br>　→不必要な体動のコントロールを行わずに済む<br>②不安や恐怖心を軽減させるためのスキンコンタクトになる<br>③特別な器具を要しない | ①身体の大きい人や力の強い人に対しては限界がある<br>②マンパワーが必要<br>③熟練度や感情により効果が変動する<br>④押さえつけられているととらえられる |
| 器具による体動の コントロール | ①マンパワーの省力化がはかれる<br>②体動調整の条件が一定化するため，反応パターンを形成しやすい<br>③身体の大きい人や，力の強い人にも対応できる | ①徒手による方法に比べて威圧感がある<br>②微妙な心理的変化がとらえにくい<br>　→協力状態に合わせて調節しにくい<br>③装置や器具が必要<br>④拘束しているととらえられる |

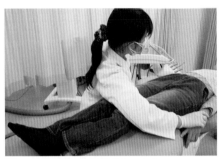

**図3-16　徒手による体動のコントロール**
　関節部分（手首と膝）を固定する．手のぬくもりが伝わることで安心感を与えることができる．

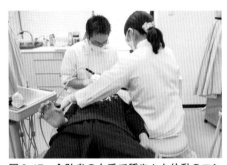

**図3-17　介助者の左手で穏やかな体動のコントロール**
　突発的な動きに対応できるよう，介助者の左手を少し浮かして待機する．

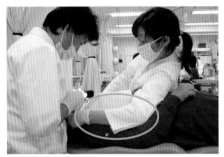

**図3-18　左腕を利用した体動のコントロール（側方）**
　患者の右肩と腕を介助者の左前腕でコントロールする．

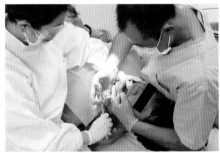

**図3-19　局所麻酔時の頭部コントロール**
　患者から見えない場所で安全に器具の受け渡しを行う．介助者の左手は患者の頭部を支えながら開口器を保持している．

## 2）器具を使用する方法

　体動のコントロールには，さまざまな器具が使用できる．シーツやバスタオルで上肢や下肢をくるむ方法，パプースボード（**図3-20-A**），レストレイナーやマジックベルト（**図3-21**）を用いる方法もある．これらの器具は，身体の大きい患者や力の強い患者にも応用できて省力化できる．また，抑制圧が一定であり，パターン

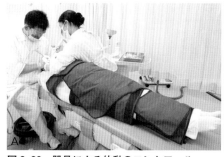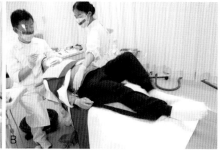

**図3-20　器具による体動のコントロール**
A：パプースボード．無痛治療を体験させることで適応行動へと促していく．
B：協力性の向上がみられたら，支障のない部分から抑制を解除する．

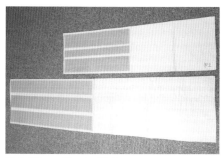

**図3-21　マジックベルト**
　下肢の動きを調整するため膝に巻いて使用する．

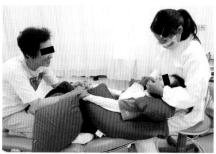

**図3-22　ボバースらの反射抑制肢位の応用**
　頭部や肩が後屈しないように固定し，膝を屈曲させる．緊張の強い患者はクッションで身体を包み込むようにすると反射を抑え，緊張が緩和されやすい．

化しやすいという利点もある．患者の協力度が向上したら，不要な部分から外して抑制を解除していくことが重要である（**図3-20-B**）．

### 3）脳性麻痺患者の反射抑制肢位

　脳性麻痺患者では，歯科診療時に仰臥位にしたり，不安や恐怖刺激（タービンの回転音や，金属トレーに器具を置く音，突然の接触）があると，原始反射（咬反射，驚愕反射）や不随意運動が生じやすく，粘膜の損傷や誤飲などの偶発事故につながる危険性がある．

　安全で円滑な歯科診療を行うためには，できるだけ原始反射と不随意運動を抑制し，筋緊張を緩和しやすい体位・姿勢にすることが重要である．歯科診療では，ボバース〈Bobath〉らの反射抑制肢位（姿勢緊張調整パターン）が有効である．バスタオルやクッション，マットなどを利用して，できるだけ頭や手足を内側前方に整えるような姿勢にすると身体が安定し，不随意運動や反射を少なくすることができる（**図3-22，23**）．姿勢が安定すると，筋緊張だけではなく心の緊張も少なくなるので，患者や保護者，介助者と相談しながら最も好ましい姿勢にする．

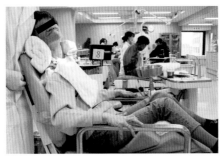

**図 3-23　バスタオルやマットを利用して姿勢を安定させる**
　側彎や関節拘縮があるときは，バスタオルやマットで歯科用ユニットと身体の隙間を埋めると姿勢が安定する．転落防止や不安軽減にもつながる．

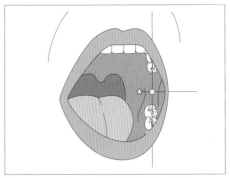

**図 3-24　K ポイントを利用した開口誘導**
　臼後三角後縁の後方やや内側（K ポイント）を軽く圧迫刺激すると開口が促される．

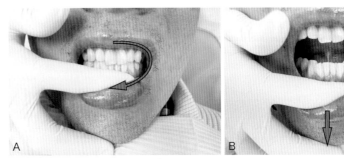

**図 3-25　術者の指による開口誘導**
A：「お口開いて」など声をかけながら，示指の腹を口腔前庭に挿入する．上顎前歯唇側から左側方向へ滑らせるようにするとよい．
B：示指の腹全体を使って下口唇をゆっくり押し下げる．開口のきっかけづくりや，開口器の入るスペースを確保できる．

## 4. 開口の誘導と開口保持

　患者自身で開口したり開口を保持することが難しい場合の対応法を述べる．

### 1) 開口の誘導と開口器

　開口の誘導には，歯ブラシを用いる介助磨き法やデンタルミラーを用いるミラー法，K ポイント圧迫法（**図 3-24**），術者または介助者の指で下顎を押し下げる方法などがある（**図 3-25**）．口を強制的に開ける開口器や，開口を維持する開口保持器を用いることもある（**図 3-26**）．このような器具を用いて，十分な視野を確保し，切削器具の操作を容易にしたり，舌や粘膜，歯肉などの損傷を防止し，安全で確実な歯科診療を行うことができる．

### 2) 開口器使用時の注意点

　開口器の使用時には，次の点に注意する．
- 交換期の乳歯や動揺歯がないかを確認し，歯の破折や脱臼，脱落を防止する．
- 挿入時は，舌や口唇，頬の巻き込みや，粘膜の損傷に注意する．

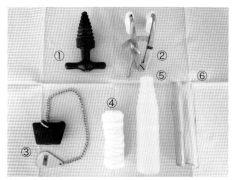

**図 3-26　開口器と開口保持器**
開口器：①エスマルヒ氏型開口器，②万能開口器.
開口保持器：③マウスプロップ，④割箸にガーゼを巻
いたもの，⑤シリコーン製ロックチューブ，⑥ビニー
ルチューブ.

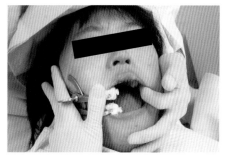

**図 3-27　介助者による開口器の固定**
上下顎の臼歯部に挿入し，ねじを回して開口量を
調節. 位置がずれないよう介助者が保持する. 歯の
脱落や破折，粘膜の損傷に注意する.

- 前歯ではなく臼歯部で咬ませ，歯の外傷を防止する.
- 咬合圧が強く，歯の破折や粘膜損傷の危険性があるときは，金属製の開口器は避けてガーゼやビニールチューブを使用する.
- 重度脳性麻痺患者への使用時は，呼吸抑制を起こさないよう，呼吸音や胸郭の動きに注意を払い，パルスオキシメーターによる呼吸監視のもとで治療を行う. 必要最小限の開口量を保つようにする.
- 体動や舌による押し出しによって開口器が歯列から外れないよう，術者または介助者がしっかり保持する（**図 3-27**）.
- 開口中は唾液を嚥下しにくいため，水や唾液を溜めないよう，こまめに吸引を心がける.
- 事前に何を行うかを説明し，心の準備をさせるとともに，常にやさしく丁寧な対応を心がける.

## 5. 体動のコントロールの効果と危険性

　体動のコントロールは，適切に行うと効果的であり，また，薬物を用いる全身麻酔や鎮静法に比べて簡便に実施できる利点があるが，欠点もある. この方法を不適切に用いると，患者や家族に心の傷を残してしまったり，事故を起こす危険性がある. インシデント事例として，体動のコントロール中の窒息，嘔吐，拘束部位の擦過傷，体動による器具の破損，開口器による歯や口腔粘膜の外傷などの報告がある. 体動のコントロールを行うときは，患者の心理面と身体・生理機能を害さないように注意しなければならない.

　体動のコントロールの注意点としては，以下のものがあげられる.

- 患者の権利や尊厳を守る.
- 確実な局所麻酔のもとで，すべての処置を無痛的に行う.

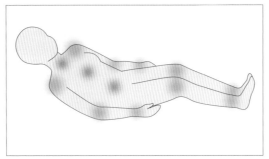

**図3-28　身体を固定する部位（青色）**
　内臓圧迫や骨折防止のため，頸部，胸部や腹部（赤色）を押さえてはならない.

環軸椎不安定
首（頸椎）の第1番目の骨（環椎）と第2番目の骨（軸椎）がずれて，不安定な状態にあることです．ダウン症に頻度が高いことで知られています．

- 内臓圧迫，骨折や呼吸抑制を起こさないように固定する（**図3-28**）.
- 環軸椎不安定のダウン症患者では頸椎の亜脱臼，脳性麻痺では股関節の脱臼，関節拘縮のある重症心身障害者では骨折に注意する.
- 適応行動への学習効果を考え，必ず行動変容法を併用して進める.
- 歯科診療に差し支えない部分の動きまで規制しない.
- 協力度が向上したら，抑制器具や開口器を外す．体動のコントロールを行った場合も，十分にほめて達成感を与え，気持ちよく帰宅させる.
- TLC（Tender Loving Care）を基本として，優しさと愛情をもって接する.

## 6. 必要な手続き

　障害者に対する虐待防止と人権擁護のため，「障害者虐待の防止，障害者の養護者に対する支援等に関する法律」（障害者虐待防止法）が2012年10月に施行された．そこでの身体拘束に対する基本的な考え方としては「正当な理由なく障害者の身体を拘束すること」は身体的虐待であり，やむを得ず身体拘束する場合であっても，その必要性を慎重に判断するとともに，その範囲は最小限にしなければならないとされている．現在のところ歯科診療時の身体抑制の解釈には異論もあるので「安全性」と「緊急でやむを得ない場合」という適法性の範囲で慎重に応用すべきである．「緊急でやむを得ない場合」とは，切迫性があって代替法がなく，一時的に使用するという3つの要件を満たしていることである.

　この方法の選択は，歯科医療従事者側の判断だけで行ってはならない．体動のコントロールの利点と欠点や，ほかに全身麻酔や鎮静法の選択肢があることも患者や保護者，介助者に説明し，十分話し合ったうえで同意を得る．その際，書面による承諾を得るようにする.

# ④──薬物的行動調整法

　知的障害や運動機能の障害がある人では，泣いたり，暴れたり，体動のために安全で確実な歯科治療が行えないことがある．このような場合，薬物を用いた行動調整法も応用される．

## 1. 鎮静法

　鎮静法とは，鎮静薬を用いて不安や恐怖を和らげ，歯科治療を受け入れやすくする薬物的行動調整法である．全身麻酔とは異なり，意識は喪失しない．

### 1) 経口鎮静法 (前投薬)

#### (1) 概　要

　歯科診療室への入室を嫌がる患者に対して，鎮静薬（ジアゼパム）を内服させて鎮静を得る．内服させてから，鎮静効果が現れる30〜60分後に歯科治療を開始する．内服用の鎮静薬には，シロップと錠剤がある．鎮静薬の効果は個人差が大きい．経口鎮静法の利点は痛みを与えないことであり，欠点は調節性が悪く，作用時間が長いために，治療後も眠気が持続する．

　内服を嫌がるときは，座薬を使用（挿肛）することもある．

#### (2) 歯科衛生士の役割

　鎮静薬内服後の患者の状態を監視し，約30分経過した頃からの閉眼状態を見逃さずに，歯科医師に報告する．治療後も患者の顔や唇の色などに注意し，監視する．座位で首が前屈すると気道閉塞の危険性があるため，姿勢にも注意する．帰宅後もふらつきや眠気が残るので，入浴，交通量の激しい場所や階段に注意することなどを保護者に伝える．

### 2) 笑気吸入鎮静法

#### (1) 概　要

　笑気吸入鎮静法とは，30％以下の亜酸化窒素（笑気）と70％以上の酸素の混合ガスを吸入させて鎮静を得る薬物的行動調整法である．その利点は，呼吸と循環に悪影響を及ぼさないこと，調節性に富むことである．しかし，効果の得られる濃度には個人差があり，30％の笑気濃度で効果の得られる人もあれば，同じ濃度でも気分が悪い（嘔気など）と訴える人もいる（**表3-10**）．

　使用時には，吸入後に生じる変化を説明しておくと不安が少なくなる（**表3-11**）．

　知的障害のある人では，指示どおりに鼻呼吸できないことがあるので，始めにフェイスマスクを使用して鼻と口から笑気を吸入させた後，鼻マスクに換えて歯科治療を始める（**図3-29**）．

表3-10 笑気吸入鎮静法の利点と欠点

| 利　点 | 欠　点 |
|---|---|
| • 調節性に富む<br>• 回復が速やか<br>• 鎮痛作用がある<br>• 呼吸・循環に悪影響を及ぼさない | • 高濃度で嘔気や嘔吐を起こす<br>• 鼻マスクが治療を妨げることがある<br>• 効果の得られる濃度に個人差がある |

表3-11 笑気濃度と徴候・症状

| 濃　度 | 徴候・症状 |
|---|---|
| 10～20% | 身体が温かい感じ |
| 20～40% | 手足のしびれ感<br>痛みを感じにくくなる<br>多幸感・眠気<br>応答が鈍くなる<br>お酒を飲んだときのようにほろ酔い気分になる |
| 30～50% | 発汗<br>健忘・眠気が強い |
| 40～60% | 嘔気と嘔吐が強い |
| 50%以上 | 意識喪失 |

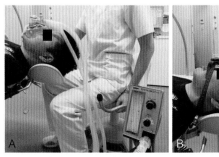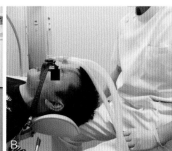

図3-29 笑気吸入鎮静法
　A：治療前．フェイスマスクで吸入を行う．B：鎮静が得られたら鼻マスクに換えてから治療を始める．

## (2) 歯科衛生士の役割

　笑気で患者の拒否行動は抑制できないので，笑気吸入前に，歯科用ユニットでリラックスした状態にしておくことが重要である．すなわち，笑気を使用する前に歯科機器，フェイスマスクや鼻マスクに慣れさせるためのトレーニングが必要である．歯科衛生士はこのトレーニングを担当したり，フェイスマスクの保持を担当することがある．笑気吸入時には嘔吐することがあるので，嘔吐時の対応を事前に確認しておく（図3-30）．

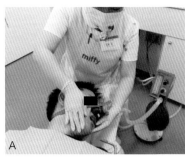
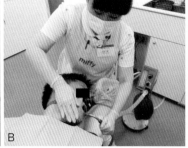
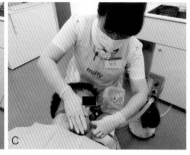

**図3-30　嘔吐時の対応**
　Ａ：顔を横に向ける．Ｂ：バキュームを入れる．Ｃ：嘔吐物を指で掻き出す．バキュームが詰まることがある．

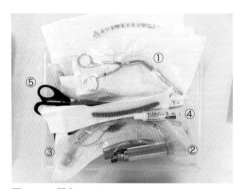

**図3-31　緊急セット**
　①マギル鉗子，②気管内挿管セット，③エアウェイ，④キシロカインゼリー，⑤ハサミなど．

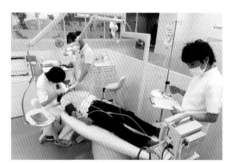

**図3-32　静脈内鎮静下での歯科治療**

### 3）静脈内鎮静法

#### （1）概　要

　静脈内鎮静法は，鎮静薬を静脈注射して鎮静を得る薬物的行動調整法である．呼吸抑制を生じやすいので，酸素吸入しながら行うことが多い．

　静脈内鎮静法では，治療の刺激によって患者が動くことがある．投与量を増やすと鎮静状態は深くなるが，嘔吐や窒息のリスクが高くなるため，鎮静法の前には絶飲食とし，術中は呼吸と心拍をモニターする．また，緊急時対応に必要な器具を準備しておく（**図3-31**）．

#### （2）歯科衛生士の役割

　歯科衛生士が，緊急時の器具と治療時のモニタリング機器の準備，治療前の患者の体調と絶飲食の確認を行うことがある．静脈確保時の留置針や翼状針の固定も，歯科衛生士が担当することがある（**図3-32**）．歯科治療中の患者監視と鎮静薬のコントロールは歯科医師が行うので，歯科衛生士は，歯科治療が滞りなく進行するように歯科診療補助に努める．タービンの水は，むせと体動，呼吸障害の原因になるため，確実な吸引が要求される．ラバーダム防湿やバキューム操作だけではなく，吸引器具（イソライト®，ZOO®）も併用できる（**図3-33**）．

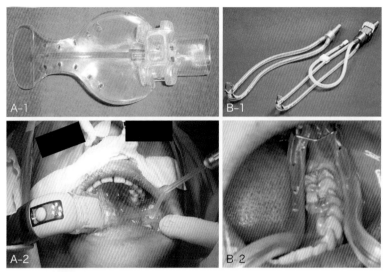

図3-33 　静脈内鎮静法時の吸引器具
　A-1：イソライト®のマウスピース．A-2：イソライト®使用中の様子（大阪大学・森崎市治郎先生のご厚意による）．マウスピースには吸引，舌排除，開口保持の機能がある．B-1：ZOO®（口腔内吸引器具）．B-2：ZOO®を口腔内へ使用したところ．吸引，舌圧排，開口保持の機能がある．

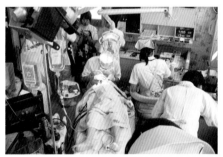

図3-34 　全身麻酔下での歯科治療

## 2. 全身麻酔

### （1）概　要

　中枢神経系に静脈麻酔薬や吸入麻酔薬を作用させ，無痛，意識の喪失，筋弛緩，有害反射の防止を得る薬物的行動調整法である．厳重な術前・術中・術後管理が要求される．全身麻酔下の歯科治療は，麻酔管理をする医師，歯科医師，治療を担当する歯科医師，看護師と歯科衛生士のチームで行われる（**図3-34**）．

　障害者歯科で行う全身麻酔での歯科治療には，治療当日の朝に来院して処置後に回復させてからその日に帰宅する日帰り法と，入院して行う方法がある．

### （2）歯科衛生士の役割

　全身麻酔下で歯科治療を行う前に，歯科衛生士は患者の全身状態と治療方針を確認し，器材を準備する．術中は治療が円滑に進むように歯科診療補助に努める．

　全身麻酔の対象となる患者は，食習慣や口腔のケアの面で問題を抱えていること

が多いため，再治療の必要性が生じないよう，歯科保健指導と管理を行う．

## 参考文献

1) 日本自閉症スペクトラム学会編：自閉症スペクトラム児・者の理解と支援―医療・教育・福祉・心理・アセスメントの基礎知識―．教育出版，東京，2007.
2) 佐々木正美：自閉症児のための TEACCH ハンドブック　改訂新版　自閉症療育ハンドブック．学習研究社，東京，2008.
3) 柴田裕一：視覚障害児・者の理解と支援．北大路書房，京都，2009.
4) 市川宏伸：これでわかる自閉スペクトラム症．成美堂出版，東京，2020.
5) 榊原洋一：最新図解　自閉症スペクトラムの子どもたちをサポートする本．ナツメ社，東京，2017.
6) 日本自閉症協会：自閉症の手引き〈改訂第二版〉．日本自閉症協会，東京，2016.
7) 内山喜久雄：行動療法．講座サイコセラピー　第2巻．日本文化科学社，東京，2001.
8) 東　正：新版　子どもの行動変容行動分析の方法とオペラント入門．川島書店，東京，1992.
9) 日本障害者歯科学会，医療安全管理委員会：インシデント等検討会「ヒヤリハットに学ぶ障害者歯科医療の安全対策」に関する報告．障歯誌，**31**：283～285，2010.

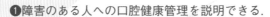

## 4章 健康支援と口腔衛生管理

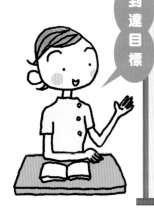

到達目標

❶障害のある人への口腔健康管理を説明できる.
　(1)　口腔衛生管理を理解し説明できる.
　(2)　口腔機能管理を理解し説明できる.
　(3)　支援に必要な情報および実施における注意点を説明できる.
　(4)　障害に合わせた対応や指導ができる.
❷障害や疾患別の口腔衛生管理を説明できる.

　障害のある人の口腔のケアでは,障害の種類や自立度にかかわらず,歯科医師や歯科衛生士による支援が必要である.歯科衛生士が行う口腔衛生指導は,集団指導のような規格化,画一化されたものではなく,対象者の特性にあわせて支援方法を立案し,実施することが重要である.また,口腔衛生管理および口腔機能管理（p.86〜93参照）を障害のある人に実施するだけではなく,その目的,効果と具体的な支援方法を介助者にも指導,助言することも大切である.

## 1 —障害者本人や介助者が行う口腔のケアへの支援

### 1. 介助者が行う口腔のケア

#### 1）介助者が行う口腔のケアの注意点

　障害者の口腔衛生管理は,障害の種類や程度にかかわらず,ほとんどの人は全介助または一部介助が必要である.それは入院または入所中でも在宅者の場合でも同様である.障害が先天性か後天性かにかかわらず,口腔衛生状態がよくないと感染抵抗力が低下し,感染症に罹りやすくなる.たとえば,歯周病原菌の多くは嫌気性菌で,誤嚥性肺炎の原因となる可能性がある.このような危険性を介助者にも伝え,日常の口腔のケアの担い手として協力を要請する.口腔のケアを進めるときに介助者に伝達すべき情報を整理しておくことも必要である.

「口腔ケア」に関連する用語
歯科診療などで専門的な処置を行う場合には「口腔衛生管理」「口腔機能管理」,他職種が行う「口腔清掃」などは入院または在宅などにおける日常的ケア・療養の一環としての「口腔ケア」（口腔清掃など）に分類される（日本老年歯科医学会編：老年歯科医学用語辞典 第2版. 医歯薬出版,東京,2016.）.

### 2）介助者への支援

　口腔のケアにおける介助者への支援には，歯科衛生士が直接関わる方法と，介助者が行う口腔のケアを支援する方法がある．対象者の口腔衛生管理を効率よく行うためには，歯科衛生士の実施する専門的口腔ケアと，家族や介助者による日常の口腔のケアを組み合わせることが必要である．そのためには，口腔のケアに関わるすべての職種（医療職，行政，ヘルパー，ケアマネジャーなど）や介助者と患者情報を共有し，口腔のケアに伴うリスクと介助者の負担軽減をはかりながら実施することが大切である．

### 3）支援の具体的方法

　歯科衛生士は，介助者が継続して行える口腔のケアの方法を提案する必要がある．

　重度の障害のある人や低年齢の障害児の口腔衛生管理は，家庭では家族やヘルパー，歯科衛生士が行い，施設や病院ではヘルパーや看護師，歯科衛生士が行う．歯科衛生士の指導は簡便で時間がかからず，日常生活リズムのなかで実施できる方法でなければならない．

### 4）多職種協働による支援

　対象者が中途障害の成人である場合は，在宅介護の主たる介助者も高齢のことが多く，食事，入浴，排泄などの身体的ケアに加えて口腔のケアまで完全に行うことは容易ではない．このような場合，歯科衛生士は歯科医師と協議し，地域行政やケアマネジャーとも連携をはかりながら，口腔のケアを支援していく必要がある．このとき病院で使用されるクリニカルパスのようなシステムを応用して，地域で多職種による連携支援を行うことが重要である（**図 4-1**）．

## 2．口腔のケアの支援に必要な情報

　口腔のケアの目的は，口腔疾患の予防を中心とした感染予防であり，細菌を含んだ唾液や飲食物を誤嚥した場合に起こる上気道感染などを予防することにある．口腔細菌数の抑制は，感染予防のほかにも口腔内環境を清潔に保ち，口腔の清涼感や口臭の軽減にも役立つ．また，口腔機能管理による刺激は唾液の分泌を促し，口腔乾燥の軽減や機能減退の防止につながる．

### 1）口腔のケア時のリスク管理

　口腔は栄養摂取のための機能のほかに，呼吸や「話す」というコミュニケーションなど，さまざまな機能を担っている．そのため，窒息や誤嚥，誤飲などの危険を伴うことも多い．口腔のケア中の不測の事態によって，使用器具などの破損や落下，挿管チューブが誤って抜けるなどの危険性もあるため，口腔のケア（特に口腔衛生管理）を行うときには，注意が必要である．

**クリニカルパス**
患者さんに渡す入院中のスケジュール表（標準診療計画表）のことです．縦軸に入退院から診療に関わる検査，処置などの介入項目，横軸に時間軸（入院日時）を記載してスケジュールをチーム全体が把握し，患者さんへの医療サービスの提供をスムーズに行う役割があります．

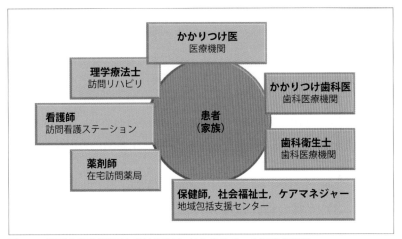

**図4-1　地域在宅訪問医療（地域医療）におけるチーム医療の現状**
　在宅医療では訪問診療，歯科訪問診療・訪問口腔ケア，訪問服薬指導，訪問看護，訪問リハ
ビリテーションおよび訪問介護のチームアプローチが必要である．

## 2）口腔のケアの準備

　口腔衛生管理の中心である口腔清掃の効果は，単に口腔がきれいになるだけでは
なく，刺激によって口腔機能も促進される．

　口腔はさまざまな機能を担う器官であるため，機能低下による事故（誤嚥など）
の危険性を予測し，リスク管理の一環として機能面も含めて，患者情報を事前に収
集しておかなければならない．口腔のケアには常にある程度の危険を伴い，時には
舌根沈下や誤嚥によって窒息や呼吸停止など，生命が危険にさらされるようなこと
もある．歯科衛生士は，このことも熟知したうえで口腔のケアを行うべきである．

### （1）実施者が知っておくべき情報

　口腔衛生管理を行うとき，対象者の心身の基本情報，口腔状態，環境などの情報
を得ておくことが重要である．特に全身疾患に関わる内容の病状や禁忌事項，服薬
内容，日常生活や療養生活のパターンなどを把握しておく．また，障害のある人
は，一定の生活パターンと異なる場合に緊張が高まることで不安定となり，すべて
の行為に対する拒否につながる．それらを防止するために，日常の口腔のケアの方
法や時間，環境などの情報も必要である．

#### ❶全身疾患と禁忌（体位や服薬など）

　障害によっては，本人の意思とは別に体が不随意で動いたり，原始反射を生じた
りすることがある．口腔のケア時の体位は一般的に座位が望ましいが，座位保持が
困難な人も多く，側臥位で行うこともある．常用薬がある場合には，口腔機能への
影響を確認することも必要である．

#### ❷口腔内の情報

　口腔内の情報は，口腔衛生管理・口腔機能管理を実施する際の問題の抽出に必須

であり，また，全身状態との関係も深いことから，単に歯科的な情報としてとらえるのではなく，包括的に対応するための情報としてとらえることが必要である．摂食嚥下障害を主訴とする患者のなかにも，残存歯の数や部位によっては噛めない，口腔乾燥のために飲み込めない・話せない，口内炎や傷のため口を開けにくいなどの問題を抱えていることもある．これらの原因を取り除くだけで摂食嚥下機能が回復することもあるので，よく観察して現状を把握し，評価することが必要である．

### ❸口腔のケアのための環境

口腔衛生管理に必要な口腔内環境の把握として，口腔周囲と口腔内の軟組織については，歯科疾患の罹患状態，口唇，舌，粘膜，歯肉の状態を確認する．特に咬傷，潰瘍，腫脹，出血などの有無を確認する．口腔清掃状態については，プラークや歯石，痰や食物残渣の付着状態や部位なども確認する．それらの確認に基づいた口腔のケアのための清掃器具が準備されていること，それらが清潔な状態で管理され，定期的に交換されていることが必要である．

### ❹サポート体制

本人（家族）任せではなく，他職種が介入してケアされているか否かを確認してサポート体制を整える．

### ❺コミュニケーション能力

対象者との会話（筆談でも）が成立するか，ほかに効果的なコミュニケーション方法があるかを検討して，対象者との良好なコミュニケーションに努める必要がある．

## (2) 口腔のケアのための主な器具（図4-2）

### ❶歯ブラシ

歯ブラシは口腔清掃には欠かせない清掃器具であるが，口腔乾燥や粘膜病変などがあると口腔清掃時に痛みを伴うため，口腔清掃を拒否される原因となることもある．また，障害のある人のなかには，ブラッシングによる擦過傷でも感染症を起こすことがあるため，刷掃効果のみを重視した歯ブラシの選択は危険である．また，清掃効果の大きい電動歯ブラシや音波歯ブラシなども，知覚過敏や麻痺がある人では振動が不快感となり，ブラッシング拒否の原因になるため，慎重に選択することが大切である．

### ❷スポンジブラシ

スポンジブラシは，口腔粘膜や歯と歯肉との移行部や挿管チューブ周囲の清掃性に優れている．スポンジの硬さや柄の長さによっていくつかの種類があるので，口腔内の状態や使用目的に合わせて選択する．スポンジブラシは歯ブラシよりも水分吸収に優れており水分保有量が多いので，使用するときには口腔内の汚れや水分を除去したら，その都度スポンジに付着した汚れを取り除き，よく絞っておくことが必要である．

### ❸タフトブラシ

タフトブラシは歯間部や最後臼歯の遠心部など，通常の歯ブラシが届きにくい部位に使用する．

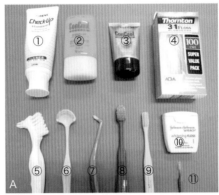
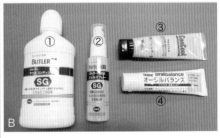
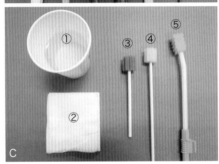

**図 4-2　口腔衛生管理の準備**
A：①〜③歯磨剤および研磨剤，④スーパーフロ
ス，⑤義歯用ブラシ，⑥舌ブラシ，⑦タフトブラ
シ，⑧介助用歯ブラシ，⑨歯ブラシ，⑩デンタル
フロス，⑪歯間ブラシ．
B：①マウスコンディショナー，②〜④保湿剤．
C：①水または洗口剤（消毒薬），②ガーゼ，③〜
⑤スポンジブラシ．

**❹デンタルフロス，歯間ブラシ**

口腔清掃に協力的な患者にはデンタルフロスや歯間ブラシが使用できる．

**❺粘膜ブラシ**

口腔粘膜や歯肉などの軟組織の清掃に適したブラシである．スポンジブラシと同
様，あらかじめ湿らせてからよく水分を切って使用する．乾燥したままで使用する
と，貼りついて粘膜を剝離させてしまうこともあるので注意を要する．

**❻介助用歯ブラシ**

対象者が多動や噛み込むことによって口腔を傷つけないように，また，対象者本
人が磨いただけでは十分な清掃効果が得られない場合に，介助者が清掃することが
ある．介助者が行う場合に，力加減によっては口腔粘膜や歯肉を傷つけることもあ
るため，軟毛で植毛量が多く密集しているものが多い．

**❼洗口剤**

嚥下機能に問題のないときは含嗽に洗口剤を使用できるが，含嗽できないとき
は，スポンジブラシを洗口剤などで湿らせて使用する．

**❽保湿剤**

保湿剤は口腔乾燥防止のために使用する．常に開口していたり，酸素吸入をして
いる人では口腔乾燥になりやすいため，頻回に保湿剤を用いる．

**❾バイトブロック，開口器**（図 3-26 参照）

バイトブロックや開口器は，口腔のケアを拒否したり咬反射があるときに便利で
ある．開口器を用いると開口状態が安定して，協力が得られやすくなることもある．

### 3) 口腔のケアの実施

　日常の口腔のケア（口腔清掃など）を介助者に行ってもらう前に，歯科衛生士は対象者の口腔内が専門的処置を必要とする状態かどうかを評価し，必要なら介助者や本人が日常の口腔のケアを行う前に口腔環境を整えておくことが大切である．これには歯科治療，スケーリングや歯面研磨などがあり，施設や在宅で行えるものもある．

#### (1) 口腔のケアの具体的方法

　障害者では，慣れない人や場所などの環境に敏感になり，普段と異なる場合には不安定となることがある．家庭でも施設でも，場所や人が変わると口腔のケアを拒否されることがある．

#### (2) 口腔のケア実施前の準備

##### ❶対象者の健康状態の確認

　口腔のケアを行う当日だけではなく，来院の1週間くらい前からの健康状態（発熱，嘔吐，下痢など），栄養と水分摂取量，呼吸の状態なども確認する．

##### ❷体　位

　口腔のケアがなされる間，安定した危険のない姿勢が保てることを確認する（図2-27参照）．それには，身体の麻痺や拘縮部位を確認し，麻痺があればクッションやベルトを用いて姿勢の安定化をはかる．

　座位保持が可能な場合でも，口腔のケアを実施する間，負担や苦痛の少ない姿勢を保つことが重要である．側臥位で口腔清掃を行う場合は，麻痺や拘縮を考慮して健側を下にするか傾けて，口腔内の水分が咽頭部に流れ込みにくく，また，流れ込んだ場合にも対処しやすい姿勢をとらせる．

##### ❸使用する器具

　対象者の口腔の状態に合わせて選択する．口腔清掃に必要な道具や材料は，すべて前もって準備しておく．

##### ❹コミュニケーション能力

　口腔のケアを受ける人のコミュニケーション能力を確認し，意思疎通ができるようにしておく．

#### (3) 介助者への口腔清掃指導

　口腔で汚れの残りやすい部位を提示して，歯ブラシや補助的清掃器具の具体的な使用方法（当て方，動かし方）と注意事項を介助者に指導する．

　対象者本人が口腔清掃を行うことは，習慣づけ（動機づけ）や自立のために大切であるが，本人だけのブラッシングでは磨き残しがあることを考慮し，必ず介助者が点検磨きを行って，口腔内の状態を確認するように指導する．歯磨きのときに拒否行動や不随意の反射によって介助者の指が噛まれることもあるので，不用意に歯列の内側には指を入れないように注意することを伝える．

#### (4) 実施の際の注意事項

　危険がないように，介護度に合わせて器具を含めた口腔のケアの環境を整える．

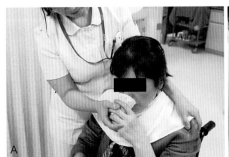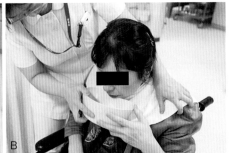

**図4-3　対象者が自分でうがいをする場合の支援**
A：コップを落とさないように支える．B：ガーグルベースは深めに傾ける．

また，心身をリフックスさせ，体位や呼吸を安定させて実施する．その際には，顔色を見る，声かけをするなど，感情や体調変化の観察を怠らないようにする．使用する器具も清潔を心がけ，誤嚥や誤飲などの事故を起こさないように注意する．

**(5) スポンジブラシを使った口腔清掃方法**

**❶実施前の確認事項**

- 障害のある人が自身で口腔清掃を行える場合にも，点検磨きなどの一部介助を行う．含嗽できる場合には行ってもらい，できない場合にはスポンジブラシで水分除去を行うように介助者に指導する（図4-3）．
- 口腔内の汚れや，傷の有無をあらかじめ確認しておく．傷があると口腔清掃の拒否につながることを介助者に伝えておく．
- 体調，呼吸の安定，鼻呼吸，姿勢の保持などの確認を行う．姿勢は一定時間安定した状態を保持できるように補整し，誤嚥などを引き起こさないように頭頸部の角度に注意する（図2-27参照）．
- 日常生活全般が仰臥位である場合は，誤嚥や喘鳴などの有無に注意し，必要に応じて口腔のケア開始前と終了後に唾液を吸引する．

**❷スポンジブラシの使用方法（図4-4）**

①対象者の姿勢を整える．

②口唇を保湿し，乾燥や操作時の傷を防ぐ．

③口腔内を観察し，傷やプラーク，食物残渣などの有無を確認する．その際に拒否や反射などで噛まれないように注意する．

④義歯は外して専用のブラシで清掃して水につけて保管する．破損や摩耗などの原因となるため，義歯の清掃に歯磨剤は使用しない．

⑤口腔内が乾燥して，痰や食物がこびりついている場合には，保湿剤を塗布したり，スポンジブラシに洗口剤を含ませて軟化させてから口腔清掃を行う．

⑥口腔清掃時の刺激によって分泌された唾液は，スポンジブラシで吸い取るか吸引して取り除く．

⑦乾燥を防ぐために，仕上げに保湿剤を口腔粘膜，舌と口唇に薄く塗布する．保

保湿剤
乾燥抑制や粘膜保護に使われる保湿剤などには，大きく分けてジェルタイプとリキッドタイプがあります．どちらも使用目的は同様ですが，対象者の機能によって使い分ける必要があります．リキッドタイプは基本的に洗口が可能な場合やスポンジブラシで口腔清掃を行う際に使用し，ジェルタイプは誤嚥の危険性が高い場合に使用します．

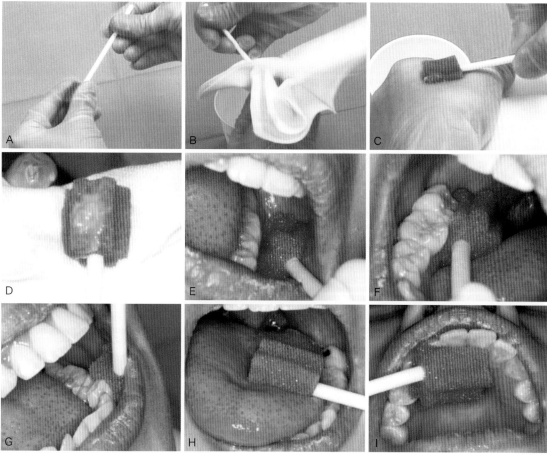

**図4-4　スポンジブラシの使用方法**
　A：スポンジの柄が抜けないことを確認して使用する．B：一度湿らせて余剰の水分をガーゼでふき取ってから使用する．C：保湿剤をスポンジに取り込んでなじませる．D：スポンジブラシで取り除いた汚れはガーゼでふき取る．臼歯部（E〜G）から前歯部（H，I）に向けて行い，汚れを咽頭部に落とさないように操作する．

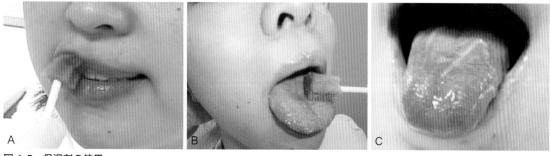

**図4-5　保湿剤の使用**
　乾燥を防ぐために，仕上げに適量（ダマにならない程度）の保湿剤をスポンジブラシによくなじませてから，口腔全体と口唇（A）と舌（B）に薄く塗布する．厚く塗ると付着したまま固まる（C）

　湿剤を厚く塗ると付着したまま固まってしまうこともあるため，塗布量に注意する（**図4-5**）．

# ② ─ 口腔健康管理

## 1. 口腔健康管理とは

口腔健康管理とは，口腔領域における疾患の予防と機能の維持・回復，ひいては健康と生活の質の向上のために，歯科医師や歯科衛生士などの専門職が行う口腔清掃，口腔衛生指導（訓練）および歯科口腔領域の介護援助などの技術をいう．

## 2. 口腔健康管理の分類

口腔健康管理は，口腔衛生管理と口腔機能管理に分けられる．臨床の場面では，歯科衛生士が両者を担えることが必要となる．

### 1）口腔衛生管理

口腔衛生管理は，口腔健康管理の中核をなす口腔清掃を指す．歯科衛生士が行う口腔衛生管理は，歯，舌，粘膜，義歯などの付着物（プラーク，食物残渣など）を物理的，化学的に除去することであり，う蝕や歯周病などの口腔疾患の予防や改善，誤嚥性肺炎などの呼吸器感染の予防を目的として行う．

### 2）口腔機能管理

口腔機能の維持・回復のために行う指導（訓練）を指す．歯科衛生士が行う口腔機能管理は，摂食・咀嚼，言語，呼吸，情動表出に関わる口腔機能の「食べる，飲み込む，話す，呼吸をする，表情をつくる」といった日常生活の質の向上と維持・回復を目的として行う指導（訓練）のことをいう．なんらかの障害によって獲得されていない口腔機能の発達を促す，または，失われた機能の維持・回復を目的とする．

## 3. 口腔健康管理実施の際の障害別の特徴と注意事項

### 1）発達期の障害

#### （1）知的能力障害（知的発達症）
- 本人や介助者による口腔清掃が難しいため，う蝕や歯周病が重症化しやすい．
- 場所や環境が変わると受け入れにくくなるため，まずは環境を整えてから口腔清掃を実施すると，効果が得られやすい．
- ブラッシングは，繰り返し同じパターンで指導すると受け入れられやすくなる．ある程度同じパターンで指導し，方法を変更するときには説明する．
- 激しく動き回ること（多動）があるため，口腔清掃時の姿勢調整や頭部の固定

を確実に行う.

### (2) 自閉スペクトラム症

- 本人や介助者による口腔清掃が難しいため，う蝕や歯周病が重症化しやすい.
- 音刺激に過敏反応を示したり，精神的に不安定になるとパニックになることがあるため，環境を整えてから口腔清掃を実施する.
- こだわりが強いことから，手順や方法などが少しでも変わると受け入れないことがある.日常の行動パターンや興味を示しているものを把握しておく必要がある.
- 自傷行為による咬傷，口腔粘膜の外傷，歯の動揺や歯の破折がみられることがあるため，口腔清掃の際には注意が必要である.
- 急にパニックに陥ったり，多動になることがあるため，口腔清掃時の姿勢調整や頭部の固定を確実に行う.

### (3) ダウン症候群

- 多くの合併症を有することが多いため，事前に疾患を確認したうえで口腔清掃を実施する.心疾患を有する患者の割合が多く，観血的処置を行う際には，感染性心内膜炎予防のため，抗菌薬を予防投与する場合がある.
- 一般的に明るく人なつこい性格のため，コミュニケーションは比較的取りやすい.一方で頑固な面もあり，一度拒否したことは受け入れないことがあるため，対象者のペースに合わせることが必要になる.
- 歯冠が小さく短根のため，歯周病に罹患しやすい.本人や介助者による口腔清掃が難しく，う蝕や歯周病が重症化しやすい.
- 舌の突出がみられる.開口による口唇，口腔内の乾燥がみられる場合には，保湿剤を使用する.

### (4) 脳性麻痺

- 全身の神経・筋の異常な反射や緊張，不随意運動があるため，開口保持が困難なことが多い.開口と閉口のコントロールがうまくいかず，急な反射で口を閉じることがあるため，口腔内への器具の挿入には注意を要する.歯ブラシなどを噛み込んだ場合は，無理に引き抜くと歯の破折や脱落につながるため，力は加えずに自然に開口するのを待つ.必要であれば，開口器やバイトブロックなどを使用する.
- 反射や緊張，不随意運動を軽減させるような姿勢をとり，口腔清掃を行う.
- 言語障害を伴っていることが多く，言葉は不明瞭であっても，知的障害はない人も多いので，対応やコミュニケーションの取り方に注意する.
- 緊張による強い食いしばりや歯ぎしりから，咬耗していることが多い.開口による口腔内の乾燥がみられる場合には，保湿剤を使用した口腔清掃を実施する.
- 口腔内の乾燥や顎のコントロールがうまくできないことなどから，本人や介助者による口腔清掃が難しく，う蝕や歯周病に罹患しやすい.
- 本人がブラッシングを行うとき，歯ブラシの把持が困難な場合は，歯ブラシの

柄の部分を握りやすい形態に工夫したり，電動歯ブラシの使用を考慮した指導を行う．

### 2）中途障害

#### （1）脳血管障害

- 患者の情報を十分に把握する．特に抗血小板薬や抗凝固薬の服薬について確認が必要となる．発症時期と症状，麻痺部位とその程度，口腔機能，上肢・手指機能，コミュニケーション手段，摂食状況，介助状況などを確認しておく．
- 意識障害が強い場合は，本人のブラッシングは困難であるため，介助者や専門職による口腔のケアが必要となる．
- 麻痺がある場合，麻痺側に食物残渣やプラークがたまりやすいため清掃不良となり，う蝕や歯周病に罹患しやすい．
- 上肢に麻痺があると，歯ブラシなどの清掃器具が持ちにくくなるため，歯ブラシの柄の部分を握りやすい形態に工夫するなど，患者の状態に合わせた指導や対応が必要となる．
- 誤嚥が認められることがあるため，姿勢を工夫してあらかじめ吸引をするなど，口腔清掃時の水分に注意する．

#### （2）認知症

- 患者本人から正確な情報を得ることが困難なため，患者の状態を把握している人（介助者ら）から必要な情報を聞き取る．
- 認知障害が強く，説明が理解できない場合でも，わかりやすい言葉で十分な説明を行う．また，指示どおりに行動ができなくても，せかしたり，きつく注意したりしない．
- 日によって機嫌にばらつきがあるため，患者の状態によって無理はせず，できる範囲で口腔清掃を実施する．
- 口を開けてくれない，または急に噛みつくなどの行動が出る場合があるため，注意する．
- 誤嚥が認められることがあるため，姿勢を工夫してあらかじめ吸引をするなど，口腔清掃時の水分に注意する．

#### （3）パーキンソン病

- 発症経過年，現在の症状，服用薬剤の種類・量，ADLや摂食状況などを確認しておく．
- 歩行や姿勢反射障害がある場合は，診療室内の移動や歯科用ユニットへの移乗時に，足元への配慮が必要である．
- 必ずしも認知障害を伴うわけではないので，対応に注意する．
- 手指の振戦（震え）やオーラルジスキネジアなどが現れることが多く，本人や介助者が適切に口腔清掃を行えないことがある．歯ブラシなどの清掃器具の工夫や病気の進行程度，症状に合わせた指導が必要となる．

- 振戦やオーラルジスキネジアなどによって歯肉や口腔粘膜を傷つけてしまうことがあるため，軟らかめの歯ブラシを使用するとよい．
- 不随意運動は緊張すると強くなることがあるので，リラックスした雰囲気で口腔清掃を行う．
- 病気の進行に関連せずに誤嚥が認められることがあるため，姿勢を工夫し，口腔清掃時の水分に注意する．

**(4) 頭頸部・食道がん**

- 創部感染や肺炎などの術後合併症予防のため，手術前に口腔内のプラークなどを徹底的に除去する必要がある．
- 放射線治療や化学療法によって，口腔粘膜炎が発症する確率が高い．そのため，治療開始前から，口腔内を清潔に保つための口腔衛生管理が必要となる．口腔粘膜炎が発症している場合には，軟らかめの歯ブラシ，スポンジブラシを使用する．
- 放射線治療，化学療法中は，刺激性の強い歯磨剤や食物は避けるように指導する．口腔内が乾燥する場合が多いので，保湿剤や含嗽剤を使用するとよい．
- 器質的欠損（顎，舌などの切除）による欠損などによって，誤嚥が認められることが多い．姿勢を工夫し，口腔のケア時の水分に注意する．

# 4. 障害者に対する口腔健康管理

## 1）目　的

　知的障害者や精神障害者は，歯科治療を受け入れることが困難なため，一般に口腔内の状況が悪いことが多い．また，運動障害のある患者は，上肢の動きが不自由，細かな動きの調節ができない，体幹の保持が困難な状況が多く，口腔内も不衛生になりやすい．感覚障害のある患者は汚れに対する認識が難しく，う蝕や歯周病に罹患しやすい．これら障害のある患者は，ブラッシングについても本人だけでは不十分で，介助者のケアが必要になる場合も多く，口腔の機能や形態の障害から，ホームケアでは行き届かない部分が出てくる．また，内部障害者は，その疾患のため，口腔内をより清潔に保ち，う蝕や歯周病を発症させないよう，長期にわたって管理していくことが重要である．そのため，歯科医院において定期的な口腔の管理を行う必要がある．

　歯科衛生士は専門職として，本人の自立を促すようなブラッシング指導や介助者の負担を軽減するための口腔清掃を実施する．また，障害の種類によって症状はさまざまではあるが，摂食嚥下障害を有している人が多い．そのため，口腔機能の獲得・維持・回復のための機能療法を実施することも必要になる．

### 2) 実施における注意事項

口腔健康管理を実施する前に，必要な情報を把握しておく．

- 患者基本情報の把握：障害の種類や特徴，麻痺・拘縮の有無，口腔内の状況，口腔清掃の状況，服薬，ADL，家族・介助者の状況，食生活習慣，摂食機能など．
- 禁忌事項の把握：薬剤，アレルギーなど．
- 患者の能力の把握：コミュニケーション，口腔清掃の自立度，姿勢保持，関節可動域など．
- 現在の患者の状態：病状の進行，全身状態，呼吸の状態，嚥下反射・咳反射の有無，日常生活における変化など．

## 5. 口腔衛生管理の方法

日常生活において，本人が行うブラッシングを支援するために，歯科衛生士として患者の障害の程度や生活環境，介助者の口腔清掃の技術や状況などを理解して指導を行う必要がある．患者や介助者にできる範囲で口腔のケアの重要さを理解させ，生活習慣として定着させられるように説明を行う．患者本人が口腔のケアに関わり，興味をもって継続していけるように導いていく．そして，本人や介助者による清掃だけでは不十分な箇所を歯科衛生士が歯面清掃やPTC（Professional Tooth Cleaning）を実施し，口腔内の管理を行っていく．

歯科衛生士が行う口腔衛生管理は，本人の口腔清掃に対しての動機づけや歯磨き行動を促す．また，歯科治療が困難な障害者にとっては，治療への導入にもなる．実施内容が理解できず，動いたり，暴れたりして危険が伴う場合には，必要に応じて，薬物的行動調整法として経口投与鎮静下（前投薬）や静脈内鎮静下で口腔清掃を実施することもある．

### 1) 歯ブラシなどによる口腔清掃

#### (1) 使用する清掃器具・用品（図4-2参照）

- 主な清掃器具：歯ブラシ（刷掃部の大きさ，硬さ），スポンジブラシ（硬さ）．
- 補助的清掃器具：デンタルフロス，歯間ブラシ，タフトブラシ，舌ブラシ，吸引付きブラシなど（**図4-6**）．
- 口腔清掃剤：歯磨剤，含嗽剤など．
- 薬剤：0.025％塩化ベンザルコニウム液（口腔内への刺激が少ない）など．
- その他：保湿剤，開口保持器材（開口器，バイトブロックなど．図3-26参照），ガーゼ（感染に注意が必要な場合は滅菌ガーゼ），紙コップなど．

#### (2) 方　法

障害者は，車椅子で来院することも少なくない．歯科用ユニットへ移乗する際，転倒などが起こらないよう，確実に介助を行うことが必要になる（図2-27参照）．

手順は以下のとおりである．

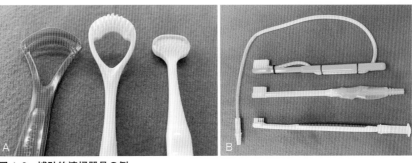

**図4-6　補助的清掃器具の例**
　A：舌ブラシ，B：吸引付きブラシ.

　　①歯科用ユニットへの移乗，②姿勢の確認，調整，③唾液などの吸引（必要であれば），④歯ブラシによる清掃，⑤補助的清掃器具による清掃，⑥洗浄，吸引.

## 2）PTC（Professional Tooth Cleaning）

　　障害者にとって口腔清掃は難しいため，定期的にPTCを行うことは，本人および介助者の負担を軽減することになる．さらに，う蝕と歯周病の予防と進行を抑制する効果が期待できる.

　　全身的な疾患の治療において，手術や放射線療法，化学療法などを行う患者に，術後の感染予防のため口腔衛生管理を実施することがある．PTCを行って徹底的に口腔内を清掃することによって，創傷部位からの感染や，呼吸器における疾患までを予防する目的がある．免疫力が低下している場合は感染しやすくなるため，治療を行うときには，PTCを行って口腔内の細菌数を少なくしておくことが，治療を有効に進めるためにも有益である（PTCの手順については歯科衛生学シリーズ『歯科予防処置論・歯科保健指導論』参照）.

## 6. 口腔機能管理の方法

　　口腔は生きていくために必要な「食べる，飲み込む，話す，呼吸をする，表情をつくる」などの動作を行っている．これら口腔の機能は，なんらかの障害によって機能が獲得されていないか，失われたことによって，満足な日常生活を送ることができないことがある．歯科衛生士が行う口腔機能管理は，口腔の機能障害に対するアセスメントを行い，歯科医師と相談して，機能の発達を促したり，機能の回復・維持に結びつけられるような指導を行う.

### 1）歯科衛生士が行う口腔機能管理

#### （1）清掃器具などを用いた刺激の導入

　　歯ブラシや舌ブラシ，電動歯ブラシなどで口腔清掃を実施することは，口腔内を清潔にすることだけではなく，その刺激で唾液の分泌や頰・舌の動きを促すなど，

口腔機能の回復や維持または向上につながる．

### (2) 口腔周囲筋の運動訓練

口腔周囲筋の運動障害は，捕食や咀嚼などの動きを阻害するばかりか，前頸筋群と協調して営まれる嚥下運動にも大きく影響する．口腔周囲筋の運動訓練は，筋力増強に有効である．

### (3) 嚥下促通訓練

**❶ガムラビング**（歯肉マッサージによる嚥下促通訓練）

歯肉マッサージは嚥下運動を誘発させるだけではなく，口腔内の感覚機能を高めたり，唾液分泌を促進する効果がある．食事の前に行うと効果的である．

**❷冷圧刺激法**

冷刺激と圧刺激を同時に行い，嚥下反射を誘発させる訓練である．食事の前に行うと効果的である．

### (4) 食環境，食物形態，食事介助法の指導

障害の種類や程度によってさまざまであり，本人や介助者の状況によっても指導の方法は違う．患者の状態を把握し，日常生活に取り入れやすく，安全に楽しく食事ができるような方法を立案し，指導する必要がある．

## 2) 口腔機能管理実施前に確認すべきこと

### (1) 姿勢の調整

障害の種類や程度によって違いはあるが，口腔のケア時に姿勢保持が困難な場合が多い．適切な姿勢を保持できないと，長時間の治療やケアは患者の負担になる．また，障害者は摂食嚥下機能障害を有している人が多く，口腔のケアを行うことで唾液の分泌が促進され，誤嚥の危険性が高くなる．そのため，口腔衛生管理，口腔機能管理を実施する前に，姿勢を整えておくことが重要になる．

### (2) 鼻呼吸の確認（図4-7）

障害者のなかには，常に口を開けて口呼吸している人が多くみられる．特に，食事のときに口を開けたまま食べていると，摂食機能と呼吸機能がうまく協調せず，むせたり，咳込んだり，誤嚥して肺炎を起こしたりする．そこで，鼻呼吸ができるか確認し，できなければ訓練を行う．鼻疾患の有無も確認しておく必要がある．訓練は食事の時間帯以外で行う．顎と口唇を閉口させたままの状態で，はじめは本人が苦しくない程度から始め，徐々に持続時間を長くしていく．1日に行う回数が多いほど，訓練効果が出やすい．

### (3) 過敏の除去（図4-8）

口腔の機能は，成長とともにさまざまな経験から獲得される．発達障害がある場合，感覚刺激経験不足などの理由から，過敏がみられることがある．中途障害や高齢者においては，長期間，適切な刺激が与えられていなかった場合（義歯を入れていない，口から食べていないなど），ちょっとした触刺激に対して敏感になり，過敏がみられることがある．過敏が残存している場合，無理に口腔のケアを実施する

**過敏**
発達障害による感覚経験不足や事故，疾患による後天的な障害によって，長期間刺激が与えられなかった場合に，触刺激に対して起こる反応のことをいいます．その場合の反射的な反応を取り除くための方法を過敏除去，または脱感作といいます．

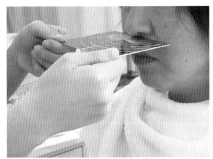

**図4-7　鼻呼吸の確認**
鼻息鏡を用いて鼻呼吸の確認を行う.

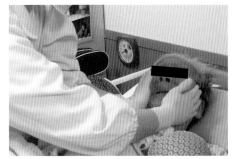

**図4-8　過敏の除去**

と拒否につながり，その後のケアを受け入れることが難しくなる．そのため，まずは過敏の除去を行ってから口腔のケアを実施することが重要になる.

　一般的に触覚に対する過敏は，体の中心に近いところほど強く存在している．口に向かって遠位から近位へ（肩→腕→肘→手，肩→首→頬→下唇→上唇→口腔内），過敏の有無を確認し，過敏が存在する部位の過敏の除去を行う．方法としては，手掌全体を肌にしっかり圧迫するように当てて，嫌がっても手を離したり動かしたりせず，弱い刺激を長時間続ける．これを繰り返して接触刺激に慣れさせる．食事以外の時間に行うとよい.

## ③ 特別な配慮が必要な患者の口腔衛生管理

### 1. 呼吸器疾患

#### 1) 口腔衛生管理における問題点

　口腔にはさまざまな細菌が存在し，嚥下機能に問題がない人でも，夜間に不顕性誤嚥（サイレントアスピレーション）を起こしているという報告もあり，口腔内の細菌数のコントロール（プラークコントロール）が重要である．まして呼吸器疾患がある人では，肺炎のリスクが高くなる.

　呼吸器疾患のある人に対しては，口腔のケアの必要性を理解してもらうことが大切である.

　呼吸困難や咳，痰が慢性的に多くなる慢性閉塞性肺疾患（Chronic Obstructive Pulmonary Disease；COPD）の人が増加しているが，この最大の原因は喫煙である．また，慢性呼吸器不全の人は，必要時あるいは24時間酸素吸入を行う在宅酸素療法（Home Oxygen Therapy；HOT）を行っている場合もある.

　このような人の口腔と咽頭部は乾燥しやすいため，含嗽や口腔のケアなどによって，ウイルスや細菌などが付着しにくいように口腔衛生管理を行うことが大切である.

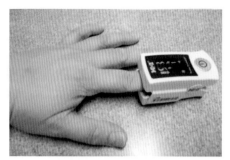

**図 4-9 パルスオキシメーター**
指に装着するタイプ.

喘息患者では,ステロイド療法を受けていることが多く,その副作用で免疫力が低下し,易感染性になっていることがあるため,口腔のケアと管理が重要である.

### 2) 具体的な注意点

#### (1) 呼吸状態の把握

口腔に触れられると呼吸を止めてしまう人がいるので,呼吸状態,顔色(チアノーゼの有無)などをしっかり確認し,息苦しさのない状態で口腔のケアを行う.また,パルスオキシメーター(**図 4-9**)で経皮的動脈血酸素飽和度($SpO_2$)をモニターしながら行うようにする.$SpO_2$ の正常範囲は 96〜100 %であるが,呼吸器疾患があると低くなることもある.患者に呼吸が楽な姿勢をとらせ,誤嚥に注意し,口腔のケアを行う.

#### (2) 排痰の可否

呼吸器疾患の患者は痰が多く,排出が難しいことも多い.口腔のケアのときは開口状態で,水を使用することが多いため,吸引しなくても排痰できるかどうか確認しておくことが大切である.このとき発声してもらい,嗄声の有無を確認することも大切である.

#### (3) その他

喘息患者においては,最近の発作はいつか,誘因は何か,発作時に用いる常備薬の有無などを確認する.

## 2. 循環器疾患

### 1) 口腔衛生管理における問題点

口腔内細菌と心疾患との関係は深く,抜歯や重度歯周病によって口腔内細菌が血液中に入り(菌血症),心臓に運ばれて感染性心内膜炎(IE)を起こすことがある.感染性心内膜炎は,先天性の心疾患(心室中核欠損など)や弁膜疾患などの人でリスクが高くなる.

また,心疾患のため,血栓予防の目的で抗血小板療法や抗凝血療法を行っている

経皮的動脈血酸素飽和度($SpO_2$)
体に輸送される酸素量の指標の一つで,特に肺に関して体に十分な酸素を供給できているかどうかの指標となります.

表4-1　NYHA分類（New York Heart Association）の心機能分類

| クラスⅠ | 1. 心疾患を有するが，身体活動に制約のないもの<br>2. 通常の労作では疲労，動悸，呼吸困難，あるいは狭心痛を生じない |
|---|---|
| クラスⅡ | 1. 身体活動に軽度の制約のあるもの<br>2. 安静時ならびに軽労作では無症状のもの |
| クラスⅢ | 1. 身体活動に高度の制約のあるもの<br>2. 安静時には無症状であるが，普通以下の軽労作で心愁訴を生じる |
| クラスⅣ | 1. いかなる身体活動も苦痛を伴うもの<br>2. 安静時にも心機能不全あるいは狭心症症状があり，労作によって増強させる |

人では，止血困難なことが予想される．ブラッシング時の出血で止まりにくいことがあるので，感染リスクの面からも出血を起こさない口腔に管理しておくことが大切である．

　循環器疾患のある患者では，観血的処置や局所麻酔，また，恐怖や痛みを伴うような歯科処置を行わなくても済むよう，口腔衛生管理を行っていくことが重要である．

### 2）具体的な注意点

#### （1）状態の確認

　慢性心不全の評価法の一つに，New York Heart Association（NYHA）分類がある（表4-1）ので，心臓機能障害のある人の口腔のケア時には確認しておく必要がある．患者の状態に応じてモニタリング（血圧，脈拍，血中酸素飽和度）を行ったり，時間を短縮したりする必要がある．また，顔色，脈拍，呼吸状態，皮膚の色や状態，むくみの有無などを確認する．顔色が悪く口唇が紫色（チアノーゼ），頻脈や呼吸数が多く，息切れ（呼吸困難），顔や四肢のむくみ（浮腫）などは，心不全の徴候である．

#### （2）人工臓器の有無

　不整脈の治療に心臓ペースメーカーを埋め込んでいる人は，医療用機器によっては誤動作することがあるので，主治医に確認してから使用する．人工心臓弁置換手術を受けている人では，感染のリスクが高くなるため，口腔内の管理が重要である．

　このような患者は，抗凝固療法を行っていることが多いので，出血には細心の注意を払わなければならない．

## 3. 神経・筋系疾患

### 1）口腔衛生管理における問題点

　原疾患の状況，障害の程度をはじめ，移動や姿勢，四肢の可動域など，日常生活動作（ADL；activities of daily living）の評価を知っておく必要がある．

日常生活動作
日常生活を営むうえで通常行っている行為（食事，排泄，整容，入浴，移動など）で，自立，一部介助，全介助のいずれかで評価を行ったものです．これは障害者や高齢者の生活自立度を表しています．

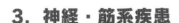

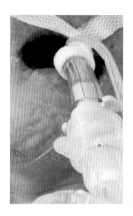

図4-10　人工呼吸器の装着

　特に呼吸状態がよくない場合には，口腔のケア時に配慮する必要がある．舌根が沈下して気道閉塞を起こすこともあり，人工呼吸器（**図4-10**）の装着や，気管切開を行っている場合がある．

　四肢の状態によっては移動障害のある人も多く，歯科への通院が困難な場合もあるので，障害の程度とADLの評価は欠かせない情報である．嚥下障害がある場合には，口腔のケア時にも誤嚥を防ぐように姿勢保持に工夫が必要である．

　また，開口保持が困難なときには，無理な開口による顎関節脱臼や歯の外傷などを生じないように，口腔のケアのときに注意することが大切である．

## 2）具体的な注意点

### （1）全身状態の確認

　口腔のケアの前には，患者のバイタルサインやADLの程度を必ず確認し，心不全，呼吸不全のある患者の場合（p.93～94）と同様に対応する．

---

COFFEE BREAK

## 人工呼吸器

　人工呼吸器は機械で「換気」を行います．その目的は①呼吸停止，心停止時の救急蘇生，②全身状態が回復するまでの間の換気の保持，③呼吸仕事量の軽減，④呼吸筋疲労の予防や改善，⑤呼吸筋麻痺，呼吸中枢麻痺に対する換気の保持があげられます．短期的には口から肺までチューブが入り，長期的には気管切開をしてチューブを入れる場合があります．また，チューブを使わずマスクを使用する場合（非侵襲的陽圧換気）もあります．

　人工呼吸器を使用している患者が，人工呼吸器関連肺炎（Ventilator Associated Pneumonia；VAP）とよばれる肺炎になると重症化しやすく，人工呼吸器から早期に離れられなくなるだけではなく死亡率も高いので，予防が大切です．適切な口腔のケアはVAPの予防に有効であり，挿管チューブや，口腔乾燥，誤嚥などの問題を考慮して，口腔衛生管理を行っていく必要があります．

### (2) 姿　勢

　患者にとって楽な姿勢を取らせその姿勢を安定させることが大切である．異常反射や痛みがなく，誤嚥の危険の少ない姿勢を取らせる．そのときにタオルやクッション，マットなどを利用するとよい．その際，患者の四肢，体幹の可動域を知って無理をしないように行わないと，怪我（骨折など）をさせる場合があるので注意する．また，移動する際も安全で痛みが出ないよう，必要に応じて複数人で行うことが望ましい．

### (3) 口腔のケアの計画

　患者の能力と心情を十分考慮しながら，口腔内と上肢機能の状態から，患者自身が行うケアと介助者が行うケアを考えていくことが大切である．患者には，進行していく病状や急な受傷，思うようにならないあせりなどの心理的な問題を抱えており，また，それも変動するため，計画どおりにいくとは限らない．患者には思いやりをもって接し，その場で臨機応変に対応できるよう，常に患者に寄り添うことが大切である．そのため，口腔内だけではなく，生活全般にわたって患者の情報を整理し，障害の程度や今後の状況も考え，患者主導の目標が設定できるよう，計画を立てる必要がある．

### (4) 口腔のケアの器具の選択

　患者の上肢の機能に合わせて，口腔のケアの方法と同時に器具を工夫する必要がある．口腔に入りやすい小さめの歯ブラシ，上肢の動きに合わせた軟らかく大きめの歯ブラシ，把持部を持ちやすくしたり向きを変えた歯ブラシなど，工夫によって患者自身が行えることが増えるとモチベーションも向上し，能力不全の改善にもつながる．

## 4．精神疾患

### 1）口腔衛生管理における問題点

　患者が歯科衛生士の働きかけを認知できているのか，十分に観察・評価しながら対応しなければならない．理解力に乏しかったとしても根気よく関わり，また，認知していても意欲が伴わない患者もいるので，無理をせず，患者が安心できる環境を整えることが必要である．

　パニック，予期せぬ動き，落ち着かず動き回る，叫ぶなど，口腔のケアの妨げになるような行動をとることもあるので，安全に口腔のケアが行えるように誘導していくことが大切である．口腔のケアは歯科治療と比較すると不快な刺激が少ないため，たいしたことがないと思いがちであるが，障害のある患者にとっては，口腔に触れられる行為は大きな刺激であることを忘れず対応しなければならない．また，てんかん発作が起こることもあるので，全身状態に注意しながら，口腔のケアを行うことが重要である．

### 2) 具体的な注意点

### (1) 環境の整備

　精神疾患のある人の多くは刺激に敏感である．落ち着いた環境を整え，いつも同じ環境を提供できるよう配慮する．口腔のケアを行うことだけにあまり固執せず，あせらず患者が無理なく受け入れられるよう見守っていく姿勢が大切である．

### (2) 服薬状況の把握

　向精神薬の服用状況を確認し，口腔乾燥や歯肉炎など，患者の口腔内の状態を把握する．歯肉肥大の原因となるフェニトインをはじめ，口腔内に副作用をもたらす薬を服用していることが多い．なかでも口腔乾燥を起こすものが多く，う蝕や歯周病，口臭の原因となるので，それらの症状が緩和できるように器具を選択し，補助剤を使用する．

### (3) 口腔内の観察

　口腔清掃が不良でう蝕や歯周病を発症させやすいので，落ち着いた明るい環境で患者の口腔内をよく観察し，口腔のケアを行う必要がある．

## 5. その他の疾患

### 1) 腎疾患

　腎疾患のある人は透析を行っている場合があり，血液感染症のリスクが高い．透析日当日は抗凝固薬により出血傾向にある．長期にわたってステロイド療法を行っている患者も，感染抵抗力が低下している．骨粗鬆症予防のためにビスフォスフォネートを使用していることも多く，口腔衛生管理には特に注意が必要である．口腔内を清潔に保つことの重要性を説明し，感染症と顎骨壊死の予防と指導を行っていくことが大切である．

### 2) 口腔疾患

　舌がんや頭頸部の腫瘍手術後の人では，摂食嚥下機能や言語機能の障害を伴っていることがある．

　口腔内は無菌状態にはできないため，創部感染や誤嚥性肺炎などの予防のためにも，手術前に口腔内のプラーク，細菌を徹底的に除去する口腔衛生管理が必要となる．

　腫瘍の切除とともに放射線治療，化学療法を行う場合が多く，口内炎，口唇炎，口角炎などが発症することも多い．口腔内を清潔に保つための口腔衛生管理，歯ブラシやスポンジブラシなど清掃器具の工夫，口腔乾燥に対する保湿剤や含嗽剤の使用も必要である．

**参 考 文 献**

1) 臨床栄養臨時増刊／食べる機能の障害と栄養ケア．医歯薬出版，東京，2007．

2) 東京都歯科医師会：障害者歯科医療ハンドブック　第3版．東京都歯科医師会，東京，2010．

3) 菊谷　武，阪口英夫ほか：地域歯科医院による有病者の病態別・口腔管理の実際―全身疾患に対応した口腔機能の維持・管理法と歯科治療―．ヒョーロン・パブリッシャーズ，東京，2011．

4) 金子芳洋，向井美惠，尾本和彦：食べる機能の障害　その考え方とリハビリテーション．医歯薬出版，東京，1987．

5) 樫山鉄矢，山本むつみ：やさしくわかる人工呼吸器ケア．ナツメ社，東京，2007．

6) 落合慈之，大西　哲，田鎖　治，山崎正雄：循環器疾患ビジュアルブック．学研，東京，2010．

# 5章

# リスク評価と安全管理

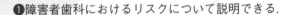

❶障害者歯科におけるリスクについて説明できる.
❷障害者歯科におけるリスク評価について説明できる.
❸医療機関における安全管理の概要を説明できる.
❹障害者歯科における感染対策の基本を説明できる.
❺障害者歯科における感染予防対策の留意点を列挙する.

# ❶─障害者歯科におけるリスク評価

## 1. リスク評価の必要性

　障害のある人では，障害に特有の問題だけではなく，合併症などの身体的および精神的状態ならびに周囲の環境によって，歯科治療や歯科衛生業務のときに危険な状態に陥りやすい．それは障害のある人自身が苦痛や不安をうまく訴えたり表現できないことが多く，また，家族や介護者および歯科医療従事者が，適切で安全に対応することが難しいためである．そのため，障害者歯科においては，障害に特有のリスクに加えて，身体や精神の状態および生活環境などの情報を事前に収集し，そこからリスク因子の分析と評価を行い，安全な歯科治療と歯科衛生業務に努めなければならない．

## 2. 発達の評価

　障害者歯科の対象で最も多いのは，運動，知能あるいは情動の発達に障害のある人たちである．そのため，歯科衛生士は歯科衛生業務を行う前に，対象者の発達の程度を知っておくことが必要になる．そのためには，知的能力障害などを発見し，評価できる発達スクリーニング検査や知能検査が用いられる．また，知能だけではなく，知覚，運動機能や社会性の発達なども評価できる発達検査法もある（**表5-1**，**図2-1**，**表2-1**参照）．障害児（者）に交付される療育手帳や障害者手帳は，発達の程度を知る手がかりになる．

表 5-1　発達検査法

| 検査法 | 対象年齢 | 検査時間 | 特　徴 |
|---|---|---|---|
| 新版 K 式発達検査 | 0 カ月〜14 歳 | 約 30 分 | 課題・質問法，3 領域の評価 |
| 新版 S-M 社会生活能力検査 | 乳幼児〜中学生 | 約 20 分 | 質問調査法，6 領域の評価 |
| 乳幼児精神発達診断法（津守式） | 0 歳〜7 歳 | 約 20 分 | 質問調査法，7 領域の評価 2 種類（0〜3 歳，3〜7 歳用） |
| 遠城寺式乳幼児分析的発達検査 | 0 カ月〜4 歳 8 カ月 | 約 15 分 | 親への問診と乳幼児に対する課題，6 領域の評価 |
| JDDST-R 日本版デンバー式発達スクリーニング検査 | 0 歳 2 カ月〜6 歳 | 約 20 分 | 親への問診と乳幼児に対する課題，6 領域の評価 |

表 5-2　身体機能と行動のチェックポイント

①移動の方法
　歩行（自力，介助，補助具），車椅子（自送），自力移動不可
②歯科用ユニット上での姿勢
　水平位の可否，座位の可否，姿勢保持の介助（要・不要）
③体動
　不随意運動の有無，体動の有無
④過敏反応の有無
　音，振動，水，光，器具に対する過敏反応
⑤開口保持の方法と安定性
　自力保持，バイトブロックや開口器（要・不要），開口の安定性の有無
⑥コミュニケーションの支援
　支援要・不要（手話，点字，絵カード，その他）
⑦行動上の問題
　なし，あり（こだわり行動，飛び跳ね，自傷，他害，その他）
⑧興味の対象や忌避的事項

# 3. 身体機能の評価

　歯科衛生士が障害のある人に歯科衛生業務を安全に行うためには，対象者の身体機能についても事前に情報を収集し，全身状態を把握しておく必要がある．気管切開や人工呼吸器，経管栄養をしている人では特にリスクが高いので，注意を要する．さらに，医学的問題だけではなく，移動や姿勢の問題，行動面の特徴，感覚過敏性やコミュニケーションの方法，対応時の注意事項についても，本人あるいは介助者から聞きとっておく．

　これらの情報を整理し，歯科衛生士と歯科医師だけではなく，すべての歯科医療従事者が情報を理解・共有して安全に歯科治療と歯科衛生業務を行い，また，緊急事態にも対応できるように準備しておかなければならない（表 5-2）．

## 4. 行動やその他の評価

　知的障害や精神障害のある人では，行動の面で問題を抱えていることが多い．歯科治療や歯科衛生業務のとき，不安や恐怖に陥って生じる行動面のリスクについても質問票や医療面接で情報を収集して評価し，対応法を考えておかなければならない．歯科衛生士が障害のある人を対象として業務を行う場（歯科診療室，学校や施設，病院，居宅など）におけるリスクについても評価し，安全対策を講じておくことが必要である．

　障害のある人の心身に急変が生じたときの対処法，それに必要な装備，物品の整備も歯科衛生士の重要な役割である．さらに，いつ発生するかわからない停電や地震のような災害のときにも，患者と歯科医療従事者の安全が守れるように，準備，訓練しておくことも大切である．

# ❷ ─ 障害別のリスクと対応

　歯科衛生士が歯科衛生業務をとおして障害のある人の口腔の健康と生活支援を行うとき，想定されるリスクを評価（危険予知）し，適切な対応によって安全に進めなくてはならない．

## 1. 肢体不自由

　脳性麻痺をはじめ脳血管障害後遺症，脊髄損傷，筋ジストロフィーなどの肢体不自由者では，転倒や歯科用ユニットからの転落に注意しなければならない．これらの人に対して移動や移乗時の介助，歯科治療や歯科衛生業務を行うとき，四肢の不随意運動，血圧変動，呼吸抑制，誤飲・誤嚥や悪心・嘔吐にも注意が必要である．

## 2. 知的能力障害や自閉スペクトラム症

　知的能力障害や自閉スペクトラム症の人では，歯科治療や歯科衛生業務の意義が理解できず，不安や恐怖のために不適応な行動が生じやすいので注意し，対処しなければならない．歯科治療や歯科衛生業務に対して号泣したり，拒否したりしてパニック状態に陥り，自傷や他害を生じることもある．自閉スペクトラム症児の場合は，周りの泣き声などに対して不安になることもある．

　障害者の周囲の刺激を少なくし，TEACCH（ティーチ）法の考え方に基づいて構造化をはかるなど，理解・行動しやすい環境に整える必要がある．障害の特性に合わせて，歯科治療や歯科衛生業務を行う場所，時間，歯科医療従事者，内容を考え，個別化された対応プログラムを構築することで，行動上のリスクは低減できる．

表 5-3　全身状態の把握

①既往歴と現病歴（慢性疾患の把握）
②当日の体調の確認（意識レベル，栄養状態，疲労，睡眠，機嫌など）
③バイタルサインの確認（体温，呼吸，脈拍，血圧など）
④常用薬の種類と当日の服用の有無
⑤けいれん発作について
⑥アレルギーについて
⑦出血傾向について
⑧その他の障害別に特有の問題点

## 3. 合併症

　障害者歯科では，てんかん発作のある人が多いので（**表 5-3**），発作時の外傷，気道閉塞などのリスクが大きい．循環器系では，ダウン症候群は先天性心疾患を合併していることが多い．循環器系疾患のある人には，心臓や血管に負担がかからないよう，号泣や興奮を避けることが必要になる．また，モニターの装着，吸引器，酸素吸入，AED などもすぐに使用できるよう準備しておき，使用法に熟練しておくことが大切である．

## 4. 重度重複障害

　障害のある人では，口腔のケアや歯科治療を行うときの姿勢に注意が必要である．無理な姿勢や身体抑制による脱臼，骨折に注意する必要がある．健常小児の歯科診療では母子分離することも多いが，障害児・者と保護者，家族や介助者とを分離することは，必ずしも得策とはいえない．安心で安全な歯科治療と歯科衛生業務が行えるよう，この点についても事前に話し合い，合意を得ておく必要がある．

# ③ 医療安全管理体制

## 1. 障害者歯科診療の特異性

　障害者歯科は，知的・身体的・精神的な障害のある人を対象としており，歯科治療や歯科衛生業務を行う際に困難な要因として，体動や開口困難，非協力，コミュニケーションがとれない，合併症，不随意運動，誤飲・誤嚥，患者情報が得にくいなどの特異性がある．そのため歯科治療や歯科衛生業務のとき，緊急対応を要する事態に陥るリスクが高い．

　歯科治療は，患者からは直接見えない口腔内で行われること，また，口腔は感覚が鋭敏で気道の一部でもあるため，ハイリスクの人を対象にする障害者歯科では，特に患者の呼吸困難，誤飲・誤嚥，歯の脱臼や外傷，粘膜損傷などを起こさないよ

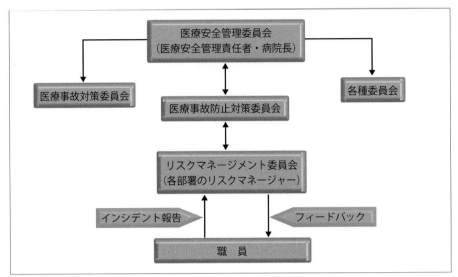

図 5-1　病院における医療安全管理のための組織図の例

うに努めなければならない.

　障害者歯科では, 体動のコントロールをはじめ, 薬理学的手法を用いた全身麻酔や静脈内鎮静法といった特殊な行動調整法を応用する場合がある. そのため, 歯科衛生士は, これらの特殊な手法を用いた場合の歯科診療のリスクを考慮し, 安全に歯科診療補助を行わなければならない. 各種の行動調整法に必要な器材や薬物などの点検を行い, 緊急時にもすみやかに対応できるように準備し, 訓練しておくことが大切である.

　歯科診療におけるインシデント報告では, 口腔のケアのときの出血, むせや誤嚥, 診療拒否や咬反射による咬傷などの報告がある.

## 2. 医療安全管理のシステムづくり

### 1) 医療安全管理体制と医療安全管理委員会

　障害者歯科医療の目的は, 心身に障害のある人で, 口腔あるいは顎顔面領域に健康障害を抱えた人に必要な指導や処置を行うことによって, 障害からの回復やQOLの向上を支援することにある. しかし, 歯科医療行為には, その過程で身体に侵襲を加えるという側面があり, 危険を伴うため, 障害者を対象とした歯科医療機関では, 特に万全な医療安全管理組織体制を整えておかなければならない (**図5-1**).

　すべての医療機関には, 医療安全管理委員会が設置されている. その役割 (**表5-4**) のなかで, 障害のある患者に特有の問題点と対応について, 検討しておくことが必要である.

　日本障害者歯科学会が行っている歯科医師, 歯科衛生士を主な対象としたインシ

表5-4　医療安全管理委員会の役割

- インシデント事例の収集と原因，発生要因分析
- 事故防止策の検討および提案
- 医療事故の分析と再発防止策の検討および提案
- 医療事故に関する記録の点検
- 医療事故防止のマニュアルの作成
- ほかの委員会に対する勧告案の検討

デント事例の収集と報告，医療安全管理マニュアルの整備，BLS（Basic Life Support；一次救命処置）の研修会などは，障害者の歯科治療と歯科衛生業務に関する医療安全情報として参考になる．

## 2) 障害者歯科医療における安全対策

インシデントとは，医療上で生じた，あるいは生じそうになった好ましくない事象のすべてを称し，ヒヤリ・ハット，アクシデント，有害事象を含むと定義されている．

障害者歯科領域のヒヤリ・ハットとしては，口腔内へのバーや補綴物の落下が多く，処置や手術に関連した事例では，嘔吐，抑制時の擦過傷，針刺し，ミラーやラバーダムクランプ，歯ブラシやスケーラーチップなどの噛み割り破損，タービンやメスによる歯や口腔粘膜の損傷，全身麻酔や静脈内鎮静での気道閉塞のトラブルがある．全身状態の悪化や救急搬送の事例では，血圧低下，呼吸抑制，心停止，治療後の脳出血が報告されている．また，スタッフが受傷したり院内暴力を受けたとの報告もある．

障害のある人に対応する歯科衛生士にも個人の慎重さや緊張感が要求されるが，精神論だけでは医療事故を防止することはできない．そのため，組織としての危機管理と医療事故防止対策が必要不可欠である．また，医療は日々進歩しているた

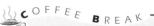
COFFEE BREAK

## 歯科治療や歯科衛生業務中の緊急事態発生と通報

歯科治療や歯科衛生業務を行っているときにも，患者や歯科医療従事者の心身の状態が急変したり，事故や災害が生じて緊急通報して救援要請しなければならないことがあります．緊急通報の電話番号は国によって異なります．外国に行くときには，事前に確認しておくとよいでしょう．

|  | 日本 | 韓国 | 中国 | 台湾 | 香港 | オーストラリア | ニュージーランド | ドイツ | ロシア | アメリカ カナダ |
|---|---|---|---|---|---|---|---|---|---|---|
| 警　察 | 110 | 112 | 110 | 110 | 999 | 000 | 111 | 110 112 | 02 | 911 |
| 救　急 | 119 | 119 | 120 | 119 | 999 | 000 | 111 | 112 | 03 | 911 |
| 消　防 | 119 | 119 | 119 | 119 | 999 | 000 | 111 | 112 | 01 | 911 |

表5-5　障害者歯科における医療事故防止マニュアルの例

- 開口器やラバーダム使用時には咬唇，咬舌，嘔吐や窒息に注意する.
- 気道分泌物の多い患者では，適切な吸引装置を準備し，頻繁に吸引を心がける.
- 多動な患者，重症患者や抑制下の患者は注意深く監視し，一人にしない.
- 多動な患者では，手に触れる場所にある薬品や器具に注意する.
- 患者の不意な動きを予測し，十分に注意を払う.
- 体調についての情報収集およびアセスメントを行う.
- 患者誤認（とり違え）しないための対応と対策を講じる.
- 患者誘導，盲導犬や介助犬の対応に注意する.
- 歯科用ユニットからの転落防止に配慮する.
- 待合室の患者にも十分配慮する.
- 抑制具使用時の対応に注意する.
- 笑気吸入鎮静法，全身麻酔処置時，術前検査時，全身麻酔処置回復時における急変時の対応マニュアルを準備し，注意する.

（大阪大学歯学部附属病院医療安全マニュアルより一部抜粋）

め，それに伴って医療事故防止マニュアル（**表5-5**）の内容も随時見直し，改訂していかなければならない.

# ④ 感染制御体制

## 1. 障害者歯科における感染対策の基本

### 1）標準予防策（スタンダードプレコーション）と感染経路別予防策

　障害者歯科における感染対策の基本は，標準予防策と感染経路別予防策を確実に実施することである（歯科衛生学シリーズ『歯科衛生学総論』5章参照）.

　身体障害には，心臓，腎臓，呼吸器，膀胱，直腸，肝臓の機能障害，あるいはヒト免疫不全ウイルス（HIV）による免疫機能障害によって，日常生活が著しく制限されるもの，高度に活動が制限されるものも含まれるが，肝機能障害の原因となるB型肝炎ウイルス（HBV），C型肝炎ウイルス（HCV），後天性免疫不全症候群（AIDS）の原因ウイルスであるHIVを含め，多くの病原体は標準予防策で対応可能である.

### 2）歯科衛生業務による感染症の予防

　歯科衛生業務で健康教育や口腔衛生管理を行い，また，摂食嚥下リハビリテーションによって障害者の口腔機能および栄養状態の向上を支援することは，障害者の口腔感染症の予防だけではなく，重度障害者や高齢者にとって生命の危機となる誤嚥性肺炎などの内因性感染症の予防にもつながる.　一方，対象者が**表5-6**に示すような状態にある場合，必要な配慮（次項参照）をせずに対応すると，歯科医療従事者が感染を媒介したり，誤嚥性肺炎を誘発したりするリスクもあるので，十分な感染予防対策が必要である.

表5-6　感染予防対策において特に配慮が必要な状態の例

| 易感染状態 | 重度の心身障害があり，常に医学的管理を必要としている．<br>心疾患や糖尿病などの合併症がある．<br>呼吸器疾患がある（気管切開，肺炎など）．<br>免疫低下傾向がある（ダウン症候群，病弱者など）．<br>免疫抑制剤を使用している（骨髄移植，臓器移植など）．<br>ステロイド剤を使用している（自己免疫疾患など）．<br>好中球が減少している（好中球減少症，白血病など）．<br>閉眼が困難である（顔面神経麻痺，筋ジストロフィーなど）．<br>化学療法や放射線治療を行っている（悪性新生物など）． |
|---|---|
| 易出血状態 | 白血病などの血液疾患がある．<br>血小板減少症または血小板機能異常がある．<br>抗血小板薬や抗凝固薬を服用している（脳血管疾患など）．<br>凝固因子の欠乏や活性の低下がある（血友病など）．<br>薬物性の歯肉増殖がある（てんかん，高血圧症など）． |
| 外傷リスク | 咬反射などの原始反射や不随意運動がある（脳性麻痺など）．<br>発作による転倒や外傷のリスクがある（てんかんなど）．<br>噛む，ひっかくなどの自傷や他害行動がある（知的障害，発達障害，精神障害など）． |
| 誤嚥リスク | 摂食嚥下障害がある（脳性麻痺，知的障害，脳血管疾患など）．<br>嘔吐や反すうがある（知的障害，発達障害など）． |

（E.M.ウィルキンス著，遠藤圭子，中垣晴男，西真紀子，眞木吉信，松井恭平，山根瞳，若林則幸監訳：ウィルキンス歯科衛生士の臨床　原著第11版．医歯薬出版，東京，2015.／日本障害者歯科学会編集：スペシャルニーズデンティストリー　障害者歯科　第2版．医歯薬出版，東京，2017.／福島和昭監修，一戸達也，北畑洋，嶋田昌彦，丹羽均，宮脇卓也編：歯科麻酔学　第8版．医歯薬出版，東京，2019. より）

## 2. 障害者歯科における感染予防対策の留意点

　障害者歯科の対象者には，易感染状態，易出血状態，外傷リスクや誤嚥リスクがある人も少なくない（**表5-6**）．標準予防策を実施するのはもちろんのこと，処置を行うときは，担当歯科医師の指示を確認するとともに，必ず口腔および全身状態のアセスメントを行い，医科の担当者や介護者，家族らからも十分に情報を得て対応する必要がある．特にスケーリングのような出血を伴う処置を行うときは，抗菌薬の前投与が必要なこともあるので，準備が整っているか確認しなければならない．また，閉眼困難な患者にスケーリングなどを行うときは，患者に防護用のアイウェアを装着してもらう．外傷や誤嚥の予防には，体動や嘔吐反射の起こりにくい体位や手順，安全に配慮したフィンガーレストの確保，ラバーダム防湿や確実な吸引操作が重要である．なお，ラバーダム防湿は，口腔軟組織の損傷防止や治療用器具，薬品などの誤飲・誤嚥防止に有効であるが，ラテックスアレルギー，呼吸抑制，嘔吐物誤嚥による窒息などに注意が必要である．

　歯科医療従事者はB型肝炎ワクチンの接種と抗体の確認検査を行うことは必須であるが，障害者歯科においては，易感染患者や小児感染症の小児に接する機会も多い．麻疹，水痘，流行性耳下腺炎，風疹などの抗体価を確認し，陰性ならワクチンを接種する．また，食事や睡眠，休養など，日常の健康管理に心がけて自身の感染抵抗性が低下しないようにしておくことが大切である．

**表5-7 歯科診療室の外で歯科衛生業務を行うときの留意点**

- 上下水道や設営に必要なスペースが十分に確保できない場合もあるため，活動場所を事前に調査して準備する．
- 歯ブラシや義歯用ブラシなどの口腔のケア用品は個人専用とし，使用後は個別に洗浄してブラシ部分を乾燥して保管する．施設などで多数を保管する場合は他者の歯ブラシと触れないよう，また，知的障害や認知症のある利用者が他人の歯ブラシを誤って使用しないように管理する．
- 口腔のケアや介助のとき，グローブは一処置ごとに交換し，手指を洗浄または消毒する．グローブをした手で周りの物品や設備に触れないよう手順を整え，唾液などが付着している可能性のあるグローブで触れた場合は，消毒するなどの対策を講じる．
- 歯科診療室の外では十分な照明が確保できないこともあるが，口腔のケアを行う前には，食物残渣や異物が口腔内に残っていないか必ず確認し，誤嚥性肺炎などの感染予防と窒息などの事故防止に努める．

**表5-8 針刺しや切創の防止と感染性廃棄物の処理法**

- 鋭利なものや回転する器械を使用するときは患者の体動に留意し，適切な体動のコントロールを行う．
- 注射針はリキャップをせずにその場で安全に廃棄できる器材や廃棄ボックスを使用する．やむを得ずリキャップする場合は，市販のキャップホルダーなどでキャップを固定するか，トレー上にキャップを置いて片手ですくいあげる．
- 針刺しや切創が起きたときの対応については，事前にスタッフ間で手順を決めておき，それに従って行う．
- 感染性廃棄物は法に従って適切に処理する．廃棄物容器は，スタッフおよび患者の通行の妨げとなる場所，落下や転倒の可能性のある場所，患者が誤って触れる可能性のある場所には配置しない．
- 歯科訪問診療など，院外で生じた感染性廃棄物は，移動途中で内容物が出ないようにして持ち帰る．処置後のガーゼ，綿球，グローブなどはプラスチック袋に入れ，縫合針，メスなど鋭利なものは耐貫通性の容器に入れて持ち帰る．持ち帰ったものは感染性医療廃棄物として処理する．

　歯科診療室以外の場所で歯科衛生業務を行うときは，**表5-7**に示す点に留意する．

　障害者歯科診療で生じやすい針刺しや切創の防止，感染性廃棄物の処理法に関しては，**表5-8**に示す．

**参考文献**

1) 海野雅浩，小谷順一郎，渋井尚武，森崎市治郎編：一から学ぶ歯科医療安全管理．医歯薬出版社，東京，2005．
2) ICD制度協議会監修：ICDテキスト―プラクティカルな病院感染制御．メディカ出版，大阪，2006．
3) ICHG研究会：歯科医療における院内感染予防対策マニュアル＆研修テキスト．医歯薬出版，東京，2007．

# 6章 摂食嚥下リハビリテーションと歯科衛生士の役割

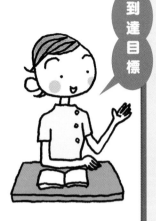

到達目標

❶摂食嚥下障害と口腔管理について説明できる.

❷摂食嚥下障害と栄養管理について説明できる.

❸摂食嚥下障害の評価法について説明できる.

❹摂食機能療法（摂食介助法，機能訓練法）について説明できる.

❺小児期の評価と対処法について説明できる.

❻成人期・老年期の評価と対処法について説明できる.

❼摂食嚥下リハビリテーションにおける歯科衛生士の役割について説明できる.

# ❶ 摂食嚥下リハビリテーションとは

　ヒトの基本的な生命活動は，食物や水分，空気（酸素）を摂り込むことによって維持されている．これらをうまく摂り込めないと，健康が損なわれたり，発病したり，時には死に至ることにもなる．飲食物の摂り込みや処理，胃へ送り込むまでの機能の障害，すなわち，食べる機能の障害（摂食嚥下障害）は，誤嚥性肺炎や窒息の危険，低栄養や脱水の危険をもたらすばかりではなく，ヒトにとって基本的な欲望である「食べる喜び」を奪い，本人や家族のQOL（quality of life；生活の質）を著しく低下させてしまう．

　先天性あるいは後天性の疾患や外傷によって生じた摂食嚥下障害に対する治療的介入として，摂食嚥下リハビリテーションがある.

　摂食嚥下リハビリテーションは，専門職種による治療によって，食べる機能の回復や社会参加，人間らしく生きる権利の獲得や回復につなげ，QOLの向上を目指す医療である．また，摂食嚥下リハビリテーションを成功に導くためには，多職種連携のチームアプローチが必要であり，各専門職種の広く深い知識と熟練したリハビリテーション手技，専門職どうしの相互理解と尊重に基づいたチームワークが重要であり，口腔領域を担当する歯科衛生士は，専門職としてこれらを習得する必要がある.

　患者や家族，他職種との円滑なコミュニケーションと連携をはかりつつ，摂食嚥下リハビリテーションと口腔のケアを同時に担う専門職種として，歯科衛生士に

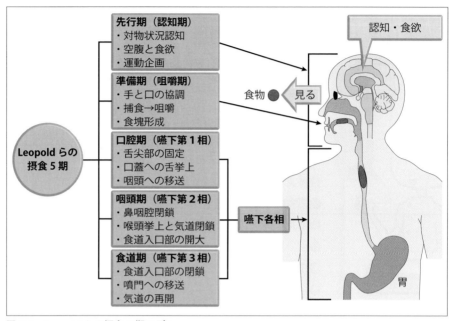

図6-1　Leopoldらの摂食5期モデル

摂食嚥下モデル
5期モデルのほかに，液体嚥下を示す4期モデルと咀嚼嚥下を示すプロセスモデル（p.133参照）があります．

は，今後ますます活躍が期待されている．

# 1. 摂食5期モデル

　正常な生理運動としての摂食嚥下の過程は，摂食5期（Leopoldら）に分けて評価・診断され，それに基づいた訓練がなされている（図6-1）.

　①先行期（認知期；anticipatory stage）：食物を認知し，どのくらいの量をどのようにして食べるかを決めて行動する時期である．食物を認知すると唾液や胃酸の分泌が促進され，受け入れ準備が整う．

　②準備期（咀嚼期；preparatory stage）：実際に食物を口腔内に捕食し，咀嚼処理を行い，飲み込みやすい状態に食塊形成し，嚥下運動に入るまでの時期である．食物の物性によって，舌と口蓋で押し潰したり，舌で臼歯に載せて咀嚼したりする．

　③口腔期（嚥下第1相；oral stage）：咀嚼により形成された食塊を舌の中央に集め，口腔から咽頭へ舌で送り込む時期である．舌尖部を口蓋前部に固定し，食塊を口蓋に押し付け，鼻咽腔閉鎖をして咽頭へ送り込む．

　④咽頭期（嚥下第2相；pharyngeal stage）：送り込まれた食塊を，咽頭から食道へ送り込む時期である．嚥下反射そのものであり，呼吸が抑制され，口腔期→咽頭期→食道までの一連の経過時間は，1秒以内ともいわれている．

　⑤食道期（嚥下第3相；esophageal stage）：移送された食塊が食道開口部から食道に入り，胃まで送り込まれる時期である．食塊が食道に送り込まれると，逆流

しないように食道入口部が閉鎖し，食道の蠕動運動で胃へ運ばれる．また，食塊が
食道に入ると，喉頭蓋が挙上して気道が開き，嚥下反射時に抑制されていた呼吸が
再開される．

# ②—摂食嚥下障害と口腔管理

　種々の原因で摂食嚥下機能に障害のある人は，先天的にも後天的にも口腔内にさ
まざまな器質的（形態や構造的）な障害や機能的な問題を抱えており，しかも，自
分自身では口腔健康管理（自己健康管理）が難しいために，口腔内の衛生状態が不
良であることが多い．そのため，食欲の減退，正常な感覚機能や運動機能が阻害さ
れ，摂食機能療法の訓練にも支障を来たすことになる．摂食嚥下リハビリテーショ
ンを成功させるためには，全身状態の安定と，水分や栄養の管理とともに健全な口
腔が不可欠であり，これを維持していくため，また，問題点に早期に対処していく
ために，患者・介護者による日常の口腔のケアと口腔内の観察，医療従事者による
ライフステージに合わせた定期的・継続的口腔管理が重要である．

## 1. 摂食嚥下障害における口腔内の問題点と口腔管理

　摂食嚥下リハビリテーションを効果的に進めるためには，口腔領域に影響を及ぼ
す摂食嚥下障害からなる主な問題点とその影響を検討し，口腔の形態以外にも口腔
内感覚や唾液の分泌，味覚などを含めた包括的な口腔管理を定期的かつ継続的に行
うことが重要である（表6-1）．

## 2. 摂食嚥下機能とライフステージにおける口腔管理の実際

　知的能力や運動機能の発達に障害のある人たちの口腔領域の主な問題点と口腔管
理の実際について述べる．摂食嚥下リハビリテーションを適切に行うには，患者や
介護者に医療従事者からの定期的・継続的な口腔管理が前提になることを十分に理
解してもらうことが大切である（中途障害者や高齢者の摂食嚥下障害については歯
科衛生学シリーズ『高齢者歯科学』参照）．

### 1）小児期
　この時期は，摂食嚥下機能を獲得する重要な時期である．成長・発達にともなう
口腔内の変化や障害により，発達が未熟な感覚機能や摂食嚥下機能，ならびに口腔
の形態を，より早期から発達療法的アプローチによって口腔管理を始める時期であ
る．

表 6-1　摂食嚥下障害と包括的口腔管理

| 摂食嚥下障害の主な問題点 | 口腔領域への影響 | 口腔管理項目 | 主な管理方法 |
|---|---|---|---|
| 触覚過敏 | 感覚機能障害 | 脱感作療法，口腔のケア | 脱感作療法，器質的口腔ケア |
| 不衛生な口腔内 | う蝕，歯周病，口内炎，誤嚥性肺炎，食欲の減退 | 口腔のケア，歯科治療 | 器質的および機能的口腔ケア，う蝕治療，歯周病治療 |
| う蝕，歯周病 | 感覚機能・運動機能の障害，食欲の減退 | 歯科治療 | う蝕治療，歯周病治療（スケーリング，SRP） |
| | | 歯科予防処置 | フッ化物歯面塗布，小窩裂溝填塞 |
| | | 口腔のケア | 器質的および機能的口腔ケア |
| | | 歯科保健指導 | 食生活指導，間食指導 |
| 唾液分泌の低下 | 味覚障害，自浄作用の低下，感覚機能・運動機能の障害 | 口腔のケア | 器質的および機能的口腔ケア |
| 歯の欠損 | 嚥下力低下，咀嚼力低下 | 歯科治療 | 義歯製作 |
| 経鼻管栄養や胃瘻増設 | 口腔内不潔，細菌増殖 | 口腔のケア | 器質的および機能的口腔ケア |
| | 感覚機能・運動機能の障害 | 脱感作療法，口腔のケア | 器質的および機能的口腔ケア |
| 開口と口呼吸 | 口腔内乾燥，歯肉炎，易感染性 | 口腔のケア | 器質的および機能的口腔ケア |
| | 上唇萎縮と退縮 | 機能訓練法 | 筋刺激訓練法 |
| 胃食道逆流 | 誤嚥性肺炎，う蝕，歯周病 | 口腔のケア，歯科予防処置，歯科治療 | 器質的および機能的口腔ケア，フッ化物歯面塗布，小窩裂溝填塞，歯科治療 |
| 嚥下機能障害 | 誤嚥性肺炎，窒息 | 摂食機能療法 | 摂食介助法，機能訓練法 |
| 乳児嚥下残存，舌突出 | 前歯部開咬 | 歯科治療，摂食機能療法 | 舌突出防止装置製作，摂食介助法，機能訓練法，矯正歯科治療 |
| 押し潰し機能不全 | 口蓋残留，移送機能不全 | 歯科治療，摂食機能療法 | 摂食介助法，機能訓練法，舌接触補助床製作，義歯製作 |
| 鼻咽腔閉鎖不全 | 軟口蓋挙上不全，鼻漏 | 歯科治療，摂食機能療法 | 軟口蓋挙上装置製作，摂食介助法，機能訓練法 |
| 咀嚼機能不全 | 頬部や舌下部の食物残留 | 歯科治療，摂食機能療法 | 義歯製作，機能訓練 |
| ブラキシズム，クレンチング | 咬耗，歯周病，咬傷，歯の破折 | 歯科治療 | 歯科治療，ナイトガード製作 |
| 口腔腫瘍摘出後 | 舌運動制限 | 歯科治療 | 外科的治療 |
| 不適切な食具の使用 | 捕食機能への影響 | | スプーンの形態やコップの改良 |

## （1）触覚過敏

　触覚過敏があると，食材や食器が口腔周囲のどこかに触れただけでも拒否をする．脱感作療法や，日々の口腔のケアを行い，早期から適切に取り除くことが大切である．

### (2) 歯の萌出・交換

　乳歯や永久歯の萌出ならびに永久歯への交換による乳歯動揺などの違和感によって，口に手を入れたり，唾液が多くなる時期である．交換時には，抜けた乳歯を誤飲・誤嚥させないよう特に注意する．食欲の低下や機能の一時的な後退が認められる．

### (3) 介護者への対応

　特に保護者には障害の受容段階に留意して対応する．摂食機能療法を進めるうえで，日々の口腔のケアの重要性を理解してもらう．毎日関わる介護者には，口腔内の変化をみつけてもらえるように口腔内を観察することを指導する．日々の口腔のケアはう蝕予防だけではなく，口腔内の感覚機能の育成，舌や口唇などの運動機能の育成などの目的であることを指導する．

### (4) 不衛生な口腔内

　プラーク，食物残渣，痰，胃液の逆流などによって口腔内が汚染されやすい．味覚などの感覚機能に支障を来たし，食欲の低下や誤嚥性肺炎など，全身状態に影響が出るため，介護者には，早期からの口腔のケア指導が必要である．

### (5) う蝕

　糖分の多い訓練食や経腸栄養剤の経口摂取はう蝕が発生しやすいので，食生活指導や口腔のケアの指導が重要である．早期に発見し，必要に応じて歯科予防処置や歯科治療を行う．

### (6) 口腔乾燥，唾液分泌量の低下

　開口や口呼吸，薬の副作用によって，唾液の分泌が抑制されて口腔内が乾燥し，細菌が増殖しやすい．舌苔の付着や口臭，誤嚥性肺炎の予防のためにも口腔のケアが重要であり，時には保湿を目的とした立体マスクも必要である．

## 2）成人期・老年期

　成人期には摂食嚥下機能の維持を目的として，また，老年期には加齢に伴う機能低下や廃用性症候群に対して，可及的に防止する目的で口腔管理が大切である．

### (1) 口腔衛生状態の悪化への対応

　保護者の高齢化と患者本人の自立への期待から，介助者磨きが少なくなる．唾液分泌量の低下や運動機能の低下によって自浄作用も落ち，口腔内環境が悪化する．ダウン症候群の一部には，20歳前後からの急激退行によるADLの低下がみられ，口腔衛生習慣も乱れることがあるので，口腔衛生指導がさらに重要となる．

### (2) 歯の咬耗・摩耗への対応

　脳性麻痺のある人では，緊張性の咬反射や食いしばりなどの影響によって歯の咬耗・摩耗が進行し，摂食時の疼痛や違和感を訴える場合もある．この症状の軽減のために，歯科治療やナイトガードの装着が必要となる．

### (3) 歯の欠損への対応

　成人期以降のダウン症候群では歯周疾患によって，また一部の脳性麻痺患者では

触覚過敏
指しゃぶりやおもちゃしゃぶりの経験が少ない，知能や運動機能などの発達に障害のある小児は，皮膚や粘膜に触れた瞬間に拒否を示します．これを触覚過敏といいます．過敏の要因は，中枢神経系の未成熟や障害によるものと，生理的過敏が感覚運動の体験不足で残存したものからなると考えられます．

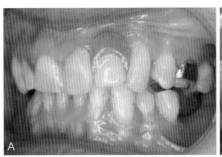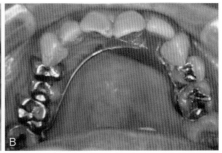

**図6-2　成人てんかん患者に装着した半固定性保隙装置**
　A：てんかん発作による転倒で上顎左側側切歯が破折したため，欠損部位に半固定性保隙装置を装着した状態．B：同咬合面からみた半固定性保隙装置の全体像.

病的姿勢反射や摂食時の異常パターン（舌突出，咬反射など），てんかん発作による転倒などの外傷により，歯の欠損が認められることがある．この場合，患者の協力性や病態によって異なるが，一般的には義歯や保隙装置の装着などの歯科処置が必要となる（**図6-2**）.

**(4) 通所施設やグループホームの職員への対応**

　施設などの職員に対しては，利用者の疾患や障害の程度に合わせ，義歯の取り扱いを含む口腔のケアの指導や，医療機関への定期的受診の勧めなどが重要である.

**(5) その他**

　老年期になると，窒息事故や低栄養による褥瘡や脱水，食べる意欲の低下などがしばしば認められ，口腔のケアをはじめとして，包括的な口腔管理が必要となる.

　終末期においては，口腔乾燥や口渇，口内炎，口腔カンジダ症などや口腔内疼痛除去への歯科的対応，最後まで口から食べるという人間の尊厳を守るためにも，適切な口腔管理が大切である.

# ❸ 摂食嚥下障害と栄養管理

　栄養は成長発育や心身の発達，健康の維持増進，情緒・心理面の安定，体調・体力への影響，疾病の予防や回復力，生活習慣病の予防など，QOLを維持・向上するために重要である．一方，摂食嚥下障害を合併する障害児（特に重症心身障害児）では，低体重や脱水，ミネラル不足による成長障害や心身の発達障害，反復する誤嚥性肺炎や疾病，覚醒・睡眠障害，嘔吐，湿疹などによって，QOLの低下を招きやすい.

　また，成人期から高齢期の種々の原因で摂食嚥下機能に障害のある人においては，栄養障害や脱水による体重減少や褥瘡の出現，気力や意欲の低下，体力・回復力の低下，日常の生活機能の低下，体調変移，リハビリテーション効果の停滞など，身体面，生理面，心理面，生活面などのさまざまな場面において影響を受ける.

厚生労働省から「日本人の食事摂取基準」が発表されていますので参照してみてください．五大栄養素とは，糖質（炭水化物），タンパク質，脂質，ビタミン，ミネラルのことです.

**表6-2　代表的な経腸栄養法の特徴**

| | 方法 | 利点 | 欠点 |
|---|---|---|---|
| 経鼻経管栄養法（NG法） | 鼻腔から胃などにチューブを挿入して栄養剤を注入する． | 手技が広く普及している．低コスト． | 鼻咽腔の損傷．誤嚥発生リスクが高い．鼻咽頭の違和感．自己抜去のリスク．審美的な問題． |
| 間欠的経管栄養法（IC法） | 食事時にチューブを口腔から食道，胃に挿入し，注入が終わると引き抜く． | 注入時以外にはチューブフリー．注入時間の短縮．胃食道逆流・下痢の防止．肺炎リスクの低下．低コスト．嚥下訓練になる． | 手技が普及していない．挿入困難例がある．介護者の手間．食道内逆流． |
| 胃瘻・腸瘻栄養法（経皮内視鏡的胃瘻造設術；PEG） | 一般に経管栄養法が長期にわたる場合，手術で胃瘻を造設して栄養剤などを注入する． | 嚥下訓練を妨げない．自己抜去が少ない．肺炎リスクの低下． | 手術が必要．瘻孔のケアが必要．交換が必要．交換時の偶発的合併症．自己抜去時の合併症． |

胃瘻・腸瘻栄養法については代表的なPEGを取り上げた

（日本歯科衛生士会監修（金子芳洋編集代表）：歯科衛生士のための摂食・嚥下リハビリテーション．医歯薬出版，東京，2012．より）

# 1. 栄養摂取の方法

　摂食嚥下機能に障害のある人の多くは，口から栄養を十分に摂取することができないために，栄養や水分，各種ミネラル（Na, K, Ca, Mg, P, Feなど）の補給方法として，経口摂取のほかに，補助栄養法を必要とする場合がある．なかでも経口栄養法，経腸栄養法は，口や腸管を利用することによってその機能を維持し，心理的にも生理的にも静脈栄養法より栄養学的に優れているとされる．

## 1）経腸栄養法

### （1）経口栄養法

　口から食物や水分・液体を摂取する方法であり，最も生理的で理想的な栄養摂取の方法である．栄養摂取と同時に，口腔の諸器官（口唇，舌，歯肉，頬や歯，唾液腺など）の協調運動によって嚥下しやすいように食塊形成するとともに，五感（味覚，触覚，嗅覚，聴覚，視覚）によって感覚機能を維持し，食べ物をおいしく味わい，食事を楽しむことができる．

### （2）経腸栄養法

　軟らかい素材のチューブを用いて，経管によって直接胃や十二指腸，または空腸に栄養剤を注入する方法であり，いくつかの注入ルートがある（**表6-2，図6-3**）．

## 2）静脈栄養法

　消化管が機能せず，経管栄養法が困難な場合に実施される栄養摂取の方法であり，末梢静脈栄養法と中心静脈栄養法がある．

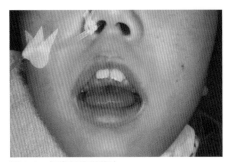

図 6-3　経鼻経管栄養法

表 6-3　栄養管理内容の決定法

| 水分投与量 | 1 日投与量＝尿＋不感蒸泄＋糞便中水分量－代謝水≒35mL/kg 体重 |
|---|---|
| エネルギー投与量<br>（kcal/日） | 基礎エネルギー消費量（BEE）×activity factor×stress factor<br>　BEE：ハリス・ベネディクトの式より算出<br>　　男性：66＋（13.7×体重 kg）＋（5.0×身長 cm）－（6.8 ×年齢）<br>　　女性：655＋（9.6×体重 kg）＋（1.7×身長 cm）－（4.7 ×年齢） |
| タンパク質（アミノ酸）<br>投与量（g/日） | 1 日投与量＝体重×stress factor |
| 脂肪投与量（g/日） | 1 日投与量＝総エネルギー投与量の 20〜50％（0.5〜1.0g/kg 体重） |
| 糖質投与量（g/日） | 1 日投与量＝総エネルギー投与量－アミノ酸投与量－脂肪投与量 |

activity factor = 1.0〜1.8（安静→ 1.0，歩行可能→ 1.2，労働→ 1.3〜1.8）
stress factor = 1.0〜2.0（重症度・術後病期・状態に応じて設定する）
（日本歯科衛生士会監修（金子芳洋編集代表）：歯科衛生士のための摂食・嚥下リハビリテーション．医歯薬出版，東京，2012.）

**NST**
医師，歯科医師，看護師，薬剤師，栄養師，歯科衛生士，臨床検査技師，理学療法士，作業療法士，言語聴覚士，リハビリテーション部門，ソーシャルワーカー，事務部門などが職種の粋を超えて栄養状態を評価し，適切な栄養療法を提言・指導するチームのことです．

**スクリーニング**
ふるいにかけること，選別することです．

**ハリス・ベネディクトの式**
基礎エネルギー消費量の算出方法です．ただし，米国人対象に考案されたものなので，現在の日本人には実測値より過大となることが報告されています．

## 2. 栄養管理の方法

　栄養管理とは，生命活動を維持・改善していくために必要なエネルギーや栄養素を食物からほどよく摂取することができるよう，個人に合わせて管理することである．近年，医療現場を中心として適切な栄養管理を実施するために，NST（nutrition support team；栄養サポートチーム）などの構築が行われている．

　また，栄養管理が適切かつスムーズに行われるように患者をスクリーニングし，リスクのある患者をみつけ出し，アセスメントを行い，適正なプランを作成・実施することが重要である．実施後は，モニタリング，再評価を繰り返し行う．

①栄養スクリーニング（ふるい分け）：簡便な方法（問診，身体徴候の観察など）により，低栄養状態の可能性のある患者を初期段階でみつけ出し，さらに詳細な評価が必要な患者を決める．

②栄養アセスメント（評価）：栄養スクリーニングによって評価が必要な患者に対して，身体計測値（BMI），基礎エネルギー消費量（ハリス・ベネディクトの式），臨床検査値，栄養摂取量，水分投与量などの情報により，栄養状態を総合的に評価・判断する（表 6-3）．

③栄養ケアプランと実施：栄養アセスメントに基づき，栄養管理内容を決定し，実施する．

④モニタリング（監視）と再評価：実施した結果を再評価して問題があれば，栄養アセスメントによって再度プランを立てて実施する．

## 3. 小児の栄養管理

小児の場合は，特に栄養アセスメントとして以下の項目が重要である．

- 体重・身長による評価：健常児体重との比較，体重減少率，体重身長比，カウプ指数，BMI など．
- 生化学検査による評価：血清アルブミン値の検査，RTP（rapid turnover protein）検査（タンパク質の栄養評価），総リンパ球数の検査．
- 水分出納評価：水分摂取量，尿量，体重，皮膚の張り，浮腫などのチェック．
- 微量元素などの栄養バランス評価：栄養素の不足が考えられた場合は，血清濃度測定を行い評価，補充する．

（中途障害者，高齢者の栄養管理は歯科衛生学シリーズ『高齢者歯科学』参照）．

カウプ指数
体型のバランスを知る方法です．「体重（グラム）÷身長（cm）$^2$ ×10」で求められます．

BMI
肥満度の判定として国際的に使われている体格指数です．大きいほど肥満の傾向が強いことになります．「体重（kg）÷身長（m）$^2$」で求められます．

# ④　摂食嚥下障害の評価法

摂食嚥下リハビリテーションを行うためには，摂食嚥下機能の正常発達の段階，摂食嚥下の過程を理解していることが前提である．そのうえで，摂食嚥下障害を適切に評価し，効果的な摂食嚥下リハビリテーションにつなげるためには，確実な医療面接をはじめ，各種診査やスクリーニング，精査までの一連の流れを把握しておく必要がある．

## 1. スクリーニング・検査までの流れ

### 1）医療面接

医療面接を行うことは，スクリーニング（ふるい分け）の第一歩である．患者や家族，介護者から，病歴や主訴，日常生活に関することを詳細に聴取することで，摂食嚥下機能のどこに問題や障害があるかを推測できることもある．

### 2）一般診査，口腔内診査

全身状態や口腔内状況などの把握は，摂食嚥下リハビリテーションを始めるうえで特に重要である．全身状態が悪ければ，スクリーニングテストや検査などを行うことはできない．

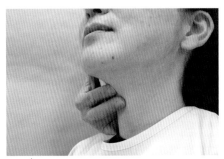

図6-4　反復唾液嚥下テスト

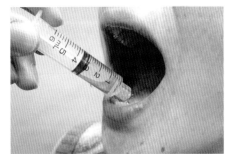

図6-5　改訂水飲みテスト

### (1) 一般診査

全身状態や意識障害の有無，栄養状態，頸部可動域などの理学的所見，姿勢，血液検査などの診査である．

### (2) 口腔内診査

う蝕や歯周病罹患，義歯の使用，触覚異常，心理的拒否，原始反射残存，口腔乾燥，麻痺の有無などの診査である．これによって摂食嚥下機能検査の必要性をみきわめ，ベッド（チェア）サイドで可能なスクリーニングテストへ進む．これらの結果が，精査の必要性の有無，指導・訓練内容などに大きく影響することを常に意識しておく必要がある．

## 3）各種スクリーニングテスト

特別な器具や機材がなくても，誤嚥のスクリーニングをベッドサイドやチェアサイドで行えることが長所である．スクリーニングテストを行う際に大切なことは，成人と小児では選択する方法が違うこと，必ず口腔のケアを行ってから実施すること，また，誤嚥が疑われた際にはすぐに検査を中止し，迅速に緊急の対処法ができることである．

### (1) 反復唾液嚥下テスト（RSST；repetitive saliva swallowing test）

30秒間に空嚥下する回数を調べる方法である（図6-4）．示指と中指で甲状軟骨を触知して，嚥下する回数を測定する．30秒間に3回未満で陽性・誤嚥ありと判定する．このテストは簡便で安全であるという利点がある反面，認知能力が低下した患者では利用が難しい．

### (2) 改訂水飲みテスト（MWST；modified water swallowing test）

3mLの冷水を嚥下させて，誤嚥があるかどうかを調べる方法である（図6-5）．口腔内に水を入れる際の注意点は，直接咽頭に流入しないよう，舌背に水を載せずに口腔底に入れて嚥下させることである．冷水3mLを口腔底に入れたら嚥下を指示する．嚥下後，反復嚥下を2回指示する．評価は5段階（1～5点）で，4点以上が正常となる（4点：嚥下あり，呼吸良好，むせなし）．評価が4点以上であれば，最大2回行い，最低点を評価とする．

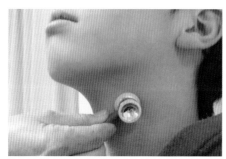

図 6-6　頸部聴診法

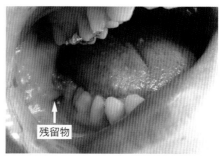

図 6-7　フードテスト

### (3) 頸部聴診法

　聴診器を喉頭の側方に当てて，嚥下音や呼吸音を調べる方法である（**図 6-6**）．聴診器という手軽な検査機器を利用でき，ベッドサイドで非侵襲的に検査できる．聴診器は，乳児用などの小型のものを用いたほうが聴診しやすいとされる．健常例の嚥下では，清明な呼吸音に続いて嚥下に伴う呼吸停止，嚥下後の清明な呼気が聴診できる．異常がある場合には，嚥下反射前に咽頭へ食物が流れ込む音，喘鳴，咳，咳払い，湿性嗄声などが聴診される．

### (4) フードテスト

　ティースプーン 1 杯（3〜4g）の細かく砕いたプリンなどを食べさせて評価する方法である（**図 6-7**）．プリンなどを舌背に置き，嚥下を指示する．反復嚥下を 2 回行わせ，評価基準が 4 点以上であれば最大 2 回行う．最低点を評価とする．口腔内残留物を評価に取り入れている点が特徴的である．

### (5) 着色水テスト

　気管切開患者の誤嚥の有無を調べる方法である．原法は 4 時間ごとに 1% 濃度の Evan's Blue dye を舌に滴下し，気管孔からの滲出物が青く染まった場合を誤嚥ありとしている．小児の場合には，変法として歯垢染色液を利用する方法もある．

### (6) パルスオキシメーター

　摂食場面のモニターとして使用する．経皮的動脈血酸素飽和度（$SpO_2$）が 90% 以下，あるいは初期値（安定値）より 1 分間平均で 3% 低下すると，摂食を中止する目安となる．食事時間が長くなると，循環状態の悪化や疲労がみられることもあるので，適切な食事時間を設定する判断材料となる．

### (7) 摂食場面の外部観察による機能評価

　すべての症例において外部観察は重要である．特に認知症などの意思疎通が困難な高齢者や小児の場合には，実際の摂食場面を観察して評価することが多い．また，摂食場面をビデオ撮影し，食前・中・後の評価をすることも有効である．

## 4）精密検査

　スクリーニングテストで誤嚥が疑われる場合には，精密検査を行って診断する．

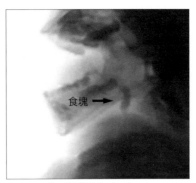

**図 6-8　嚥下造影検査（VF）**
咽頭期の画像所見の例.

食塊 →

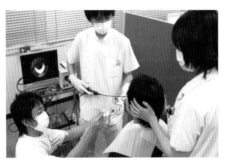

**図 6-9　嚥下内視鏡検査（VE）**
（日本摂食・嚥下リハビリテーション学会編：第3分野
摂食・嚥下障害患者の評価. 医歯薬出版, 東京, 2011,
36.）

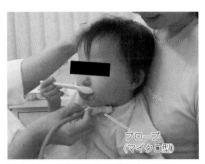

**図 6-10　超音波画像診断検査（US）**
（田角　勝, 向井美惠編著：小児の摂食・嚥下リハ
ビリテーション. 医歯薬出版, 東京, 2006, 107.）

プローブ
（マイクロ型）

精密検査には, 嚥下造影検査, 嚥下内視鏡検査, 超音波画像診断検査, GERD シ
ンチグラフィーなどがある. なるべく2つ以上の検査を行うことで, より正確な診
断が行える.

**(1)　嚥下造影検査（VF；videofluoroscopic examination of swallowing）**

　エックス線を用いて嚥下運動を撮影する（図 6-8）. 造影剤入りの食物を食べて
もらい, 口腔・咽頭・食道の機能・構造の異常, 食塊の動きを VTR 上で観察評価
する.

**(2)　嚥下内視鏡検査（VE；videoendoscopic evaluation of swallowing）**

　鼻咽腔喉頭ファイバースコープを使って, 嚥下運動を観察する（図 6-9）. ベッ
ドサイドで行うことができる, 被曝がない, 日常摂取する食物を使って評価ができ
る, 唾液や粘膜の状態がみられるといった長所がある. 短所としてはホワイトアウ
トがあり, 嚥下の瞬間がみえない.

**(3)　超音波画像診断検査（US；ultrasonography）**

　超音波を用いて, 嚥下運動を観察する方法である（図 6-10）. 被曝がなく, 検査
機器自体がコンパクトであるため, 持ち運びが可能である. また, 顎の下にプロー
ブを固定する以外は姿勢に制限がないことも大きな特徴である.

ホワイトアウト
咽頭期に視野が消失す
ることです. 軟口蓋や咽
頭壁が内視鏡先端に密
着することで起こりま
す.

## 2．評価と診断

　各種スクリーニングテストおよび精密検査の結果から，医師，歯科医師が摂食嚥下障害について評価・診断を行う．この評価・診断に基づき，現実的な訓練・指導の目標と具体的なプログラムを立案し，患者・介護者に訓練・指導を行う．歯科衛生士は，歯科医師の直接指示のもとに，嚥下訓練を始めとした訓練・指導を行うことができる．

## ❺──摂食機能療法

　摂食嚥下リハビリテーションにおける摂食機能療法とは，主として摂食嚥下障害の患者に対して行う摂食介助や各種機能訓練の方法で，障害の軽減をはかるものである．摂食機能療法の実施にあたっては，原因疾患や病態像に応じて，評価や診断に基づく実際の介助や機能訓練の方法を選択する．

## 1．摂食介助法

　摂食介助とは，自分ではうまく食事ができない人の食事摂取を助けることであり，緊張やむせなどで誤嚥や窒息を起こさないよう，食事を支援することが重要なポイントである．食事は，生命維持のために栄養を摂取する大切な時間である．また，経口摂取は五感で感じ，食事を摂ることの満足感が得られるため，周囲と一緒に楽しい時間を過ごすことができる．

　摂食介助においてまず大切なことは，介護者が患者の立場になって介助することである．患者が安心・安全に，しかもおいしさや楽しさが感じられるよう，食べる意欲と，摂食嚥下機能を最大限に引き出すことを目的とする．同時に，可及的に自立を促すことも必要である．このためには，食環境指導，食介助指導，食内容指導を適切な時期に行うことが重要である．

### 1）食環境指導
　患者の食べる意欲を引き出すような対応と，安心して安全に食べられる環境を設定する．
### （1）心理的配慮
　患者がリラックスした状態で食事ができるよう，日々の関わりのなかで，介護者が患者と信頼関係を築くようにする．さらに，周囲の状況や食行動を観察できる余裕のある対応や，患者が話しかけやすい対応を心がける．
### （2）食事場所と場面の設定
　テレビを消したり，騒々しい雑音は避けるなど，食事に集中できる落ち着いた雰

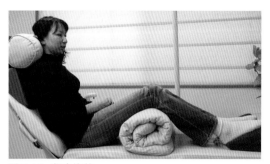

**図6-11　摂食姿勢**
頸部，膝下および足底部にクッションやタオルを入れて安定させる．

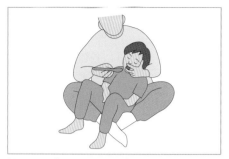

**図6-12　抱っこによる摂食姿勢**
リラックスして，肩，肘，腰，膝，足の関節を曲げて，全体が丸くなるような姿勢．

囲気をつくる．

### (3) 覚醒，体調，排泄の確認

　声かけや温かいタオルで顔や手を清拭し，覚醒を促す．覚醒が悪い場合は，冷たいタオルを使用してみる．体調や機嫌を確認する．また，患者の身体がすっきりした状態で食事に向かえるように，排泄の誘導・介助を行う．

### (4) 摂食姿勢

　安定した呼吸と摂食嚥下機能を最大限に引き出す安定した姿勢にする．また，介護者に負担がかからない姿勢にする．

　ベッドや車椅子，摂食椅子，抱っこなど，年齢や病態に合わせて安定した姿勢をとる．頭頸部はやや前屈位，体幹を安定させ，股関節と膝関節は屈曲させ，足底部は床や台に接地する（**図6-11，12**）．

### (5) 口腔内の確認

　口腔内が清潔か，義歯があれば正しく装着されているかを確認する．また，動揺歯や口内炎などがあれば，その部位も確認する．

### (6) 食事前の準備体操

　簡単な上半身の準備体操，嚥下体操，唾液腺マッサージを行うことで，唾液の分泌を促したり，各食事動作や消化機能を刺激して，誤嚥や窒息を予防する．

### (7) 食具や食器の選択

　捕食機能や適切な一口量に合ったもの，患者の自食機能を最大限に引き出す食具や食器を選択する．

#### ❶スプーンの選択

　捕食しやすく一口量を適正にするために，ボール部は浅く，口唇の動きで捕食しやすいように幅は狭いものを選択する．ボール部の幅の目安は，左右の口角間の幅の約2/3程度である．咬反射がある場合は，歯や粘膜を傷つけないように，シリコーン製のものを選択する．

#### ❷コップの選択

　内側が傾斜しているタイプや，縁がカットしてあるコップを使用することによって，頸部の過伸展を防ぐことができる（**図6-13，14**）．

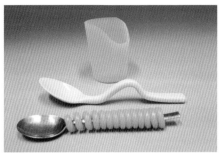

**図6-13　改良コップと改良スプーンの例**
　コップは飲み口がカットしてあり，スプーンは把柄部が握りやすくなっている．

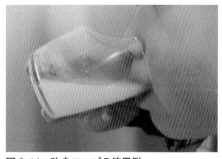

**図6-14　改良コップの使用例**
　鼻が当たらないように飲み口がカットしてある．

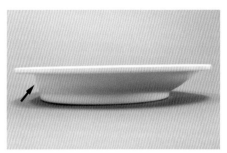

**図6-15　すくいやすいように改良した皿**

❸自食を援助する食具

　捕食しやすいように持ち手の形状を変えられるスプーンや，器のへりの角度によって片手のスプーン操作で食物をすくうことができる皿などを用いるとよい（図6-13，15）．

(8) 緊急時の準備

　窒息時の応急処置としては，指による掻き出し（指式法），背部叩打法，ハイムリッヒ法，吸引器がある．

## 2) 食介助指導

　介護者の優しい声かけや表情豊かな対応などによって食べる意欲を引き出し，食事がおいしく，周囲の人とコミュニケーションをとる楽しい時間になるように心掛けることを基本とする．そのためには，食事状況をよく観察し，安定した姿勢の維持，食事の速度（ペーシング）と一口量が適切であるか，疲れていないか，覚醒をしているかなどを確認し，安心・安全においしく食事がとれるように配慮する．また，胃食道逆流による誤嚥を防止するために，食後すぐに臥床しないようにする．さらに，脱水や低栄養にならないよう，摂食嚥下機能に合った食形態と食事量を把握することが重要である．

**表6-4 水分摂取の方法**

| 増粘食品の利用 | 水分や液体に増粘剤を混ぜてとろみをつけて飲ませる. |
|---|---|
| ゼリー状食品 | ゼリー状にした飲料水を利用する. |
| 器具の利用 | 注射筒やスポイト,吸い飲みなどを利用して与える. |
| 間欠的経管法 | 口腔ネラトン法などを利用して,水分や薬を確実に取らせる. |
| 哺乳ビンの利用 | 低年齢児には哺乳ビンを利用する方法も一法である. |

（芳賀 定：摂食指導の基本的な知識と指導法. 肢体不自由児教育, **151**：26, 2001.）

### 3）食内容指導

#### （1）栄養指導

　嚥下障害の程度に応じて,少量でも栄養価が高く,栄養バランスのとれた食事の工夫を行う. また,体力的に問題のある場合には,疲れないように食事時間は40分程度とし,栄養と水分量が得られるような調理の工夫などを指導する. 脱水や低栄養が疑われる場合には,市販の水分補給食や栄養補助食品などを利用することもある. また,経口摂取が難しく,十分な栄養や水分が摂取できない場合には,経腸栄養法を選択する.

#### （2）水分摂取指導

　水分摂取量の目安は,食事に含まれている水分を含めて体重1kgあたり1日50～100mLといわれている（**表6-4**）. 必要水分量がとれているかは,皮膚,口唇,口腔内,眼などの湿潤の状態,尿量などを参考にする.

#### （3）食形態の調整

　大きさ,とろみ,固さの3つの要素に配慮し,ペースト状,舌で潰せる程度の固さなど,摂食嚥下機能に適した形態にする. 離乳食の食形態は,最もよい基準である.

**❶調理指導**

　食材選び,下ごしらえと切り方の工夫,圧力鍋の利用などの調理法の工夫によって,摂食嚥下機能に適応した食形態にする.

**❷再調理指導**

　普通食を電子レンジで再加熱して軟らかくしたり,ミキサー（ブレンダー）でペースト状などにする. また,口腔内でまとまりやすくするために,介護食用寒天やゼリーで固めたり,片栗粉や増粘食品でとろみをつけるなどの工夫をする.

**❸増粘食品**

　粘度の低いサラサラの液体は気管に入り込みやすいため,増粘食品でとろみをつけて誤嚥を予防する. また,唾液と混和しにくい食品は,増粘食品をあらかじめ混ぜて,食塊が形成されやすいように工夫する.

**再調理**
再調理器具を利用し,調理された食材を摂食嚥下機能に合わせて,固さ,大きさ,とろみ（または粘稠度）を変えることです. 再調理器具には,電子レンジ,ミキサー（ブレンダー）,すり鉢・すりこぎ,はさみ,おろし金などを用います.

## 2. 機能訓練法

　摂食嚥下障害に対する機能訓練には，飲食物を使わずに機能の改善をはかる間接訓練と，実際の食事場面などで飲食物を使用して行う直接訓練がある．

### 1）機能訓練実施時の注意点

介護者
保護者や介助者のことです．

　機能訓練を行う際の注意点は，摂食嚥下リハビリテーションの目標を常に念頭に置いて，指導・訓練にあたることである．日々訓練漬けの生活では，QOL の低下を招くことになる．また，適切な診断評価のもとで機能訓練法を選択し，必ず定期的に再評価する．さらに専門家主導型の指導・訓練ではなく，介護者主導型の療育やリハビリテーションが望ましい．機能訓練の多くは長期にわたるために，介護者への精神的支援や生活支援，多職種によるチームアプローチやネットワークによって，長期的指導への体制づくりが重要である．

### 2）訓練内容の決定

　医療面接，各種検査を行い，その結果から医師・歯科医師による診断の後，専門職種間で総合的に検討や意見交換を行い評価した後，到達目標や訓練内容を決定する（「④—摂食嚥下障害の評価法」参照）．

### 3）間接訓練（主な訓練法）

　間接訓練は，飲食物を使用せずに行う基礎的訓練である．摂食嚥下機能に関連する口腔，咽頭，喉頭などの運動訓練や感覚刺激などを行うことによって，各器官の筋力や動き，感覚や協調動作を維持・改善させることを目的としている．主な間接訓練は以下のとおりである（**表 6-5**）．

#### （1）嚥下体操

　食事前の準備体操や基礎訓練として行われる．覚醒を促すととともに，摂食嚥下に関わる筋のリラクゼーションにもなる．

#### （2）脱感作

　顎・顔面・口腔領域の触刺激に対する過敏を認める場合は，原則として，脱感作療法によって過敏を除去後，その他の訓練を行う．

#### （3）筋刺激訓練法（バンゲード法）

　口腔内外の，主に口唇，頰，舌の筋群を刺激することにより，筋力の維持や回復・増強，運動コントロールの改善をはかることを目的に行う．

#### （4）感覚入力を高める主な訓練（嚥下促通訓練）

**❶ガムラビング（歯肉マッサージ）**

　口腔内の感覚機能を高め，唾液分泌を促し，嚥下運動を誘発する．

**❷冷圧刺激法（指示従命が可能な者）**

　前口蓋弓に冷刺激および触圧刺激を加えることで，嚥下を誘発するための感受性

表 6-5　間接訓練の目的と種類

| 期 | 目的 | 各期に行う主な訓練 |
|---|---|---|
| 先行期 | ・覚醒を促す<br>・注意を促す　など | ・嚥下体操<br>・K. point 刺激法<br>・のどのアイスマッサージ　など |
| 準備期・口腔期 | ・口唇閉鎖の改善（準備期）<br>・咀嚼運動の改善（準備期）<br>・舌筋力の増強（口腔期）<br>・口腔内残留の減少（口腔期）<br>・唾液の分泌促進（準備期）　など | ・口唇，舌，頰部のマッサージ<br>・構音訓練<br>・口唇，舌，胸部などの筋力増強　など |
| 咽頭期 | ・嚥下反射の誘発，促進<br>・喉頭挙上，舌骨挙上の改善<br>・食道入口部の開大<br>・咽頭期の協調性改善<br>・咽頭残留の減少　など | ・のどのアイスマッサージ<br>・ブローイング訓練<br>・プッシング訓練<br>・メンデルソン（Mendelsohn）手技<br>・シャキア（Shaker）訓練<br>・舌突出嚥下訓練<br>・嚥下おでこ体操<br>・バルーン拡張法　など |

（向井美惠・山田好秋・井上誠・弘中祥司編著：新版 歯学生のための摂食嚥下リハビリテーション学. 医歯薬出版，東京，2019，171.）

を高め，咽頭期の誘発を高めるとされている．

　❸のどのアイスマッサージ（指示従命が困難でも実施可能）

　凍らせた綿棒または冷水に浸した綿球を硬く絞り，前口蓋弓，舌根部や咽頭後壁の粘膜面を軽くなでたり押したりマッサージすることで，嚥下反射を誘発する．

　❹メンデルソン手技

　舌骨喉頭挙上の改善・延長および食道入口部の開大強化を目的に行う．意識的に喉頭を挙上し，そのまま数秒間維持する能動的方法と，介護者の指で喉頭を挙上して維持する受動的方法がある．

　このほかにも，声門閉鎖訓練の息こらえ嚥下訓練，食道入口部開大の頭部挙上訓練（シャキア訓練），頸部可動域訓練（ROM 訓練），呼吸訓練などがある．

## 4）直接訓練（主な訓練法）

　直接訓練は，飲食物を使い，実際の食事場面などで指導・訓練を行う方法である．訓練を行う際には，患者の意識レベルの確認後，摂食姿勢や食形態の調整（嚥下訓練食），介護者による頭部・顎・口唇介助（一口量の調整，ペーシング・交互嚥下）などがあり，これにより各機能を高めていく．

### (1) 味覚刺激訓練（先行期障害への訓練）

　種々の原因によって，長期にわたり経口摂取がなされていない場合に行われる，味覚などの刺激による嚥下促通の訓練法である．

### (2) 捕食機能訓練（先行期障害への訓練）

　スプーンなどの食具から，上下口唇を使って食物を摂り込む訓練である．上下口

メンデルソン手技の適応
知的障害のある人の場合，能動的訓練の理解が難しく協力が得られにくいため，選択されることが少ないです．

唇で捕食した食物は，舌尖と口蓋前方部で味，固さ，量，温度などの食感や物性が認知され，それぞれに応じた口腔内処理や動作につなげることができる．

### ❶捕食訓練

適切な摂食姿勢をとり，食物を前下方から口にまっすぐ近づけ，口裂中央部で下口唇にスプーンを軽く触れ，開口したところで水平にゆっくり挿入し，上下口唇で捕食させる．できるだけ自発的な動きを誘導する．

### ❷下顎および口唇閉鎖介助

捕食を誘導しても難しい場合は，介護者による顎・口唇介助で捕食させる．スプーンを引き抜くときには口唇介助を行い，常に上口唇に食物とスプーンを接触させ，感覚刺激を与えたままゆっくり引き抜くことが重要である．

### (3) 咀嚼機能訓練（準備期障害への訓練）

咀嚼機能訓練を行う場合，口腔領域の感覚異常がなく，嚥下機能や押し潰し機能が獲得されていることが望ましい．ただし，脳性麻痺や一部の知的能力障害，ダウン症候群などでは，嚥下機能が獲得されていて押し潰し機能の獲得が未熟な場合でも，咀嚼機能訓練を導入することがある．丸呑み込みや押し込み食べなどの異常な食行動や窒息などに十分配慮して，訓練を行うことが大切である．

### ❶臼歯でのすり潰し訓練

1回噛みの訓練から始め，徐々に連続噛みの訓練へと進めていく．

### ❷前歯での噛み取り訓練

前歯で噛み取ることで，前歯や舌尖部の感覚機能，口唇の閉鎖機能や一口量の感覚，舌の側方運動などを育てることにつながる．

### ❸口唇閉鎖と咀嚼機能の協調訓練

咀嚼すると汁の出る食物（果物など）を使って，前歯での噛み取りや臼歯のすり潰し訓練を行う場合がある．これは咀嚼時に食物から出てくる汁を口から漏れ出させないように，口唇閉鎖をしながら咀嚼する協調訓練ができる．

### ❹咀嚼力，咀嚼リズムの増強訓練

歯ごたえがあり，すぐに噛みきれない食材（するめなど）を使って，咀嚼力や咀嚼リズムの増強，習熟を行う訓練である．この訓練は，ある程度，咀嚼機能が獲得された段階で行う．

### ❺器具を使った咀嚼訓練

患者の好む食物をガーゼなどで包み込んで咀嚼訓練する方法で，従来から行われてきた方法である．最近では，市販されている器具を使って訓練する場合もある．

### (4) 嚥下機能訓練（口腔期・咽頭期障害への訓練）

誤嚥性肺炎（不顕性誤嚥を含む）の既往はないが，多少のむせや咳き込み，嗄声，喘鳴などの嚥下機能障害が認められる場合に，患者の病態や年齢，理解度や協力度，体力などから判断して，各種嚥下訓練のなかから選択して行う．

### ❶嚥下の意識化

嚥下することに意識を集中させ，嚥下運動を確実に行わせ，誤嚥を防ぐものであ

スプーンの形状の選択の例
しっかりと口唇閉鎖ができるように，スプーンは平らな形状で小さめを使用することが多いです．

咀嚼機能訓練の際の食材の例
「臼歯のすり潰し訓練」「前歯での噛み取り訓練」では，咀嚼音がしやすく，安全性にも考慮し，口腔内ですぐに溶けるボーロや赤ちゃんせんべいなどを使用します．

咀嚼機能訓練の際の注意点
訓練中は介護者が必ずそばで見守り，窒息させないよう十分注意しなくてはなりません．

る．上下の歯列を咬み合わせ，舌尖部を口蓋前部（タングスポット；tongue spot＝舌尖固定部）に固定し，食塊を口蓋から咽頭へと嚥下させる．

### ❷空嚥下，複数回嚥下

この訓練法は，口腔や咽頭に残留しているものを除去する方法である．複数回嚥下とは，食物を飲み込んだ後に残留しているものを意識的に複数回空嚥下することにより除去するものである．空嚥下とは食物を使わずに唾液を嚥下することをいう．

### (5) 液体摂取訓練（口腔期・咽頭期障害への訓練）

液体は，固形食に比べて重力や姿勢に影響されやすく，口腔内でただちに拡散してしまい，舌による処理が難しい．液体を上手に摂り込むためには，上唇や舌尖部のセンサー機能と口唇閉鎖，舌運動，鼻咽腔閉鎖など，諸器官の複雑な協調運動が必要となる．むせや口腔から漏出がある場合は，液体の量・温度・粘性を調整する．

### ❶スプーンによる訓練

患者の好む飲み物を使用し，ボール部の浅い小さめのスプーンを口裂にまっすぐ挿入する方法（液体捕食訓練）と，スプーンを横向きにして訓練する方法（スープ飲み訓練）がある．前者は主に液体を口唇閉鎖しながら処理する方法を訓練し，後者は液体の摂り込みとその際の口の構え，嚥下までの一連の処理方法を訓練するものである．

### ❷コップによる訓練

スプーンによる訓練で液体の処理に慣れたところで，コップによる訓練に移行するのが一般的である．改良されたプラスチックコップ（**図6-14**）を用いて，まずは5mL程度のごく少量の一口飲みの訓練から始め，連続飲みへと進めていく．

### ❸ストローによる訓練

まず，ストローやシリコーンチューブの先端に好みの味の液体を付けて舐めさせ，少しずつストローなどに慣れさせることから始める．そして，試行錯誤を繰り返しながらストロー飲みを獲得させる．

その他の嚥下機能訓練
これらの訓練のほかにも，息こらえ嚥下・うなずき嚥下・横向き嚥下などがあります．

# ❻─小児期の摂食嚥下障害への対処法

発達療法的アプローチ
定型発達児が摂食嚥下機能を獲得していくのと同様の過程をたどらせることを基本とした対処法のことです．

小児期の摂食嚥下障害への対処法の基本は，発達療法的アプローチの考えに則り，小児を取り巻く家庭や地域などの養育環境を整え，心身の成長と発達を促しながら，摂食嚥下機能の改善や育成を行うことである．訓練にあたり，本人や家族のQOLの維持と向上に配慮しなければならない．

小児の摂食機能療法は，育児の主体である保護者に指導する場合が多く，保護者の考えや障害児の受容段階，家族内での立場，家族の協力性，指導・訓練に対する理解度や介護能力などを把握しながら進めることが大切である．

# 1. 小児の誤嚥性肺炎への対処法

　誤嚥性肺炎は，誤嚥を疑う症状（むせ，咳込み，咽頭喘鳴，多い痰，嗄声など），危険因子の存在（抗痙攣薬，筋弛緩薬，向精神薬など），胸部単純エックス線検査（異物誤嚥が読影可能なケースは10～15％程度），CT（単純エックス線撮影ではわかりにくい部位も検出できる），VF検査などにより診断される．

　ただし，誤嚥があっても異物の内容や量，細菌の種類，咳嗽反射や線毛運動による異物排除，免疫機能などによって症状はさまざまで，症状のない不顕性誤嚥もあるので，専門医に照会し，診断を受けることが必要である．

　誤嚥性肺炎の対処法としては，口腔のケアによる口腔内環境の改善，肺炎の予防接種（肺炎球菌ワクチンなど），適切な栄養法による全身状態の改善（栄養補助食品の利用，経管栄養や胃瘻造設など），摂食方法の検討（食形態，姿勢，介助法など）などがある．

Nissen 噴門形成術
胃内容物の食道への逆流を抑える手術（噴門形成術）です．食道の下端（胃の入口）を腹腔に戻し，開きすぎないように狭めて逆流を抑えます．腹腔鏡で行う方法や開腹せずに内視鏡で手術する方法もあります．

# 2. 胃食道逆流症への対処法

　胃食道逆流症（GERD）の対処法は一般的に，①家族への説明と生活指導，げっぷや抱っこ姿勢，排便・排ガスの促進，食事療法や整腸薬の利用など，②授乳指導や増粘ミルクの利用，③薬物療法，④入院での体位療法，⑤手術による治療（Nissen噴門形成術）など，以上の5段階がある（代表的な検査法については p.117～121 参照）．

# 3. 小児期における摂食機能療法の実際

　小児期における摂食機能療法の全体像を把握したうえで，以下の点に配慮が必要である（p.121～124参照）．

## 1）摂食介助法
### （1）食環境指導
　特に保護者の心理的受容段階や育児への不安・悩み，家族の協力性，食事場面での介護者の表情や声かけなどの食卓の雰囲気が，小児にとっては食欲や訓練効果に影響するので，食環境を整えることが重要である．
### （2）食介助指導
　小児期の適切な食介助は，摂食機能を育て，誤学習を防ぐことにつながる．一方，介護者の過介助，過干渉，過保護などの介助上の問題は，小児の心理的拒否を引き起こし，介護者の精神的・肉体的負担になるため，適切な指導が必要である．
### （3）食内容指導
　小児の心身の成長・発達，健康や体力の維持，摂食嚥下機能の発達促進，食事場

面での誤嚥や窒息などの危険回避など，効果的に摂食機能療法をすすめるためには，栄養（水分摂取）指導や食物の調理法と調理器具の指導，増粘剤などを使用した再調理法や再調理器具などの指導が必要である．

### 2）機能訓練法

評価に基づいた訓練方法の選択，訓練の目的・頻度・回数・期間，訓練方法の難度，訓練に対する小児の協力度や介護者の理解度・協力性・負担程度，家庭状況などを十分検討し，訓練方法を選択しなければならない．訓練・指導は長期間にわたる場合が多く，介護者への精神的支援と，他職種や専門機関との連携や協働が重要となる（表6-6）．

## 4．主な障害と摂食機能療法

障害によっては，特徴的な摂食嚥下障害を伴うことがあるので，特性に応じた摂食機能療法が必要である．

### 1）脳性麻痺

脳性麻痺は，脳障害による姿勢と運動の障害である．姿勢や運動にとって重要な平衡反応，抗重力姿勢，粗大運動，微細運動，協調運動が障害される．

摂食嚥下障害の特徴として，運動麻痺や筋緊張の異常，病的姿勢反射などによって，触覚過敏，呼吸と嚥下の協調不全による誤嚥や窒息の危険性，過開口，舌突出，咬反射や丸呑み込みなどの異常パターンの出現，食べこぼしなどがみられる．

摂食機能療法としては，触覚過敏の脱感作療法をはじめ，安定した摂食姿勢の確保が重要である．そのためには，座位保持椅子やクッションチェア，三角マット，バスタオル，滑り止めシートを利用する．緊張を抑制するための体位として，低年齢児の場合は屈曲位（ボールポジション）を早期から導入する場合がある．また，異常パターンの修正や，摂食嚥下機能の促通のために，介助下で頭部や顎・口唇・舌のコントロールを行うことが重要である．このほかにも，QOLの維持向上や栄養の確保，摂食嚥下機能の発達を促すためには，食形態の調整や再調理法，食具の工夫なども必要となる．

### 2）ダウン（Down）症候群

舌突出を伴う捕食，押し潰し，嚥下のそれぞれに機能不全が認められるほか，自食による前傾姿勢や押し込み食べ，かき込み食べ，早食い，丸呑み込み，食べこぼしなどの食行動や咀嚼機能に問題を伴う場合がある．

摂食機能療法としては，介護者による口唇閉鎖介助やスプーンによる舌尖刺激，適度な声かけや手添えなどが必要となる．

表6-6 摂食発達段階に応じた機能不全の主な症状と指導・訓練法

| | 機能不全の主な症状 | 指導・訓練法 |
|---|---|---|
| 経口摂取準備期 | 拒食，過食，摂食拒否，触覚過敏，誤嚥，原始反射の残存など | 過敏の除去（脱感作），呼吸訓練，嚥下促通訓練など |
| 嚥下機能獲得期<br>（生後5，6カ月頃，離乳初期） | むせ，乳児嚥下，逆嚥下（舌突出），流涎など | 嚥下促通訓練，摂食姿勢訓練，舌訓練（口外法），顎運動訓練など |
| 捕食機能獲得期<br>（生後5，6カ月頃，離乳初期） | こぼす（口唇からの漏れ），過開口，舌突出，食具（スプーン）嚙みなど | 捕食（顎・口唇）訓練，口唇（口輪筋）訓練など |
| 押し潰し機能獲得期<br>（生後7，8カ月頃，離乳中期） | 丸飲み（軟性食品），舌突出，食塊形成不全（唾液との混和不全）など | 捕食（顎・口唇）訓練，舌（舌筋）訓練（上下），頬（頬筋）訓練など |
| すり潰し機能獲得期<br>（生後12〜18カ月頃，離乳後期） | 丸飲み（硬性食品），口角からの漏れ，処理時の口唇閉鎖不全など | 咀嚼訓練，咬断訓練，舌（舌筋）訓練（側方）など |
| 自食準備期 | 押し込み，流し込みなど | 摂食姿勢（自食）訓練，手と口の協調運動など |
| 手づかみ食べ機能獲得期 | 手掌で押し込む，歯で引きちぎる，こぼす，咀嚼不全など | 手指からの捕食・咬断訓練，種々の作業療法など |
| 食器（食具）食べ機能獲得期 | 食具で押し込む，流し込む，こぼす，咀嚼不全など | 食器からの捕食訓練，種々の作業療法など |

（田角 勝，向井美惠編著：小児の摂食・嚥下リハビリテーション．医歯薬出版，東京，2006．）

### 3）自閉スペクトラム症

食物の味・におい・形や食感へのこだわりが強く，極端な偏食や拒食を伴っていることがある．また，食事の場所や時間，食具やその配置，雰囲気などへのこだわりがみられたり，食事に集中せず，落ち着きがなく，動き回ったり，食事マナーの習得が困難など食の行動と習慣の問題もよくみられる．

摂食機能療法としては，偏食は年齢とともに軽減することも多く，好きな食物を無理に制限すると問題行動に発展することもあるので，気長に取り組むことが大切である．

# 7 ―成人期・老年期の摂食嚥下障害の評価と対処法

成人から老年期の障害者では，運動機能障害の長期化，廃用性症候群，加えて加齢に伴う生理的・知的および精神機能の低下が認められることがある．

知的・認知面での低下によって，摂食嚥下機能療法への理解や協力を得ることがさらに難しくなり，検査法も限られてくる．そのため，摂食嚥下障害の検査やスクリーニングは，摂食場面を観察して行うことが多い．さらに，誤嚥のリスクや低栄養，脱水，意欲の低下などの全身的な状態に留意し，評価・診断することが大切である．また，介護者も高齢になるので，介護能力に応じた指導内容であること，介

護職に訓練内容を適切に指導することが大切である（中途障害者，高齢者の摂食嚥下障害については歯科衛生学シリーズ『高齢者歯科学』参照）．

# 8 摂食嚥下リハビリテーションにおける歯科衛生士の役割と多職種連携

**超職種型**
各専門職の職業域が不明瞭で，すべての関係職種がそれぞれの業務域を超えて関わります．役割を超えて関わることで臨機応変な対応ができます．トランスディシプリナリー・モデル（p.153）ともいいます．

　摂食嚥下リハビリテーションにおける歯科衛生士の役割は多岐にわたる．口腔領域を専門とする歯科衛生士は，摂食嚥下リハビリテーションにおける多職種連携のチームアプローチにおいて，包括的な口腔管理を担う一員として活躍の場にいる専門職種である．そのなかで歯科衛生士の中心的な役割は，専門的口腔ケアの提供である（図6-16）．患者の年齢やあらゆる生活場面によって，歯科衛生士の関わり方や役割も変わる．具体的には，患者・介護者との信頼関係の構築，患者の原疾患や障害の状態，家庭環境・介護環境などの詳細な情報収集，指導内容をわかりやすく伝えるコミュニケーション能力，患者・介護者の指導や訓練に対する理解度や協力性，心理的・身体的負担感などの把握，（長期的訓練により）患者・介護者の生活支援や心理的サポートの必要性，情報提供書や指導内容を医療専門職以外（介護士，保育士，教員など）にわかりやすく記載した指導書の作成，そのほかには，全身管理，理学療法，栄養管理など，超職種型の多職種連携のチームアプローチのなかで，可能なかぎり活躍できるよう，研鑽していくことが大切である．

---

*COFFEE BREAK*

## プロセスモデル

　プロセスモデルの特徴は，準備期と口腔期が重なり合って進んでいくことです．すなわち，食物を捕食して臼歯部に運び（stage Ⅰ transport），続けて食物を咀嚼・粉砕して唾液と混ぜ，食塊を形成しながら順次中咽頭へ送り込み，集積された後（stage Ⅱ transport），嚥下となります．

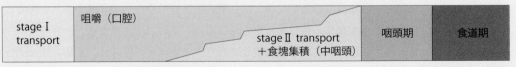

| stage Ⅰ transport | 咀嚼（口腔） stage Ⅱ transport ＋食塊集積（中咽頭） | 咽頭期 | 食道期 |

（日本摂食嚥下リハビリテーション学会編：日本摂食嚥下リハビリテーション学会eラーニング対応　第1分野 摂食嚥下リハビリテーションの全体像 Ver.2，第2版．医歯薬出版，東京，2015，43．）

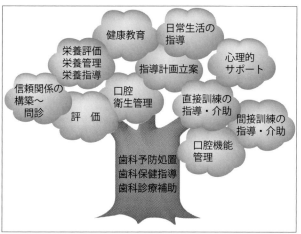

図 6-16　障害者を対象とした摂食嚥下リハビリテーションにおける歯科衛生士の役割

**参 考 文 献**

1）向井美惠，山田好秋，井上　誠，弘中祥司編著：新版 歯学生のための摂食嚥下リハビリテーション学，医歯薬出版，東京，2019.

2）田角　勝，向井美惠編著：小児の摂食・嚥下リハビリテーション．医歯薬出版，東京，2006.

3）日本歯科衛生士会監修（金子芳洋編集代表）：歯科衛生士のための摂食・嚥下リハビリテーション．医歯薬出版，東京，2012.

4）日本歯科衛生士会監修（植田耕一郎編集代表）：歯科衛生士のための摂食嚥下リハビリテーション，第 2 版，医歯薬出版，東京，2019.

5）才藤栄一，植田耕一郎監修：摂食嚥下リハビリテーション，第 3 版．医歯薬出版，東京，2016.

6）聖隷嚥下チーム，藤島一郎監著：嚥下障害ポケットマニュアル，第 3 版．医歯薬出版，東京，2011.

7）芳賀　定：摂食指導の基本的な知識と指導法．肢体不自由児教育，151：26，2001.

8）才藤栄一ほか編：JJN スペシャル　摂食・嚥下リハビリテーションマニュアル．医学書院，東京，1996.

9）金子芳洋・尾本和彦ほか：障害児者の摂食・嚥下・呼吸リハビリテーション　その基礎と実践．医歯薬出版，東京，2007.

10）日本摂食嚥下リハビリテーション学会編：日本摂食嚥下リハビリテーション学会 e ラーニング対応　第 1 分野 摂食嚥下リハビリテーションの全体像 Ver.2，第 2 版．医歯薬出版，東京，2015.

**7章**

# 地域における障害者歯科

到達目標

❶地域医療連携の必要性を説明できる.
❷一次・二次・三次医療機関の役割ならびに歯科衛生士の役割を説明できる.
❸障害者歯科と関連する職種を説明できる.
❹福祉サービスを説明できる.
❺行政および地域，歯科訪問診療における歯科衛生士の役割を説明できる.
❻地域におけるかかりつけ歯科医の有利性を説明できる.
❼医科歯科連携を説明できる.
❽チーム医療の形態を説明できる.

# *1*─障害者歯科と地域医療連携

## 1．地域医療連携の必要性

　障害のある人が，いつでも，どこでも，良質な歯科医療が受けられるためには，一般歯科診療所における「かかりつけ歯科医」機能の充実をはかることが重要となる．しかし，障害の程度や医学的管理の必要性，行動調整や治療の困難性などによって，一般歯科診療所では限界があるため，高次・専門の機能をもつ歯科医療機関との連携が必要となる．障害者歯科における医療体制は，一次・二次・三次医療機関の間で役割や機能を分担し，効率的に対応できるよう，連携することが大切である（表7-1，図7-1）．また，地域において質の高い障害者歯科医療を提供するためには，歯科だけではなく，医科や介護，福祉，療育，教育などの専門職と連携をはかることが必要である．

## 2．連携の場における歯科衛生士の対応

### 1）医療施設

　一次・二次・三次医療機関は，それぞれ機能が異なるため，歯科衛生士の役割や，連携する関連職種も異なる．勤務する医療機関の専門性や役割，そして，機能の限界を十分に把握し，歯科衛生士どうしはもとより，他職種とのネットワークづくりが重要となる．

表7-1　障害者歯科医療体制

| 医療体制 | 医療機関 | 対象と内容 |
|---|---|---|
| 一次医療機関 | 一般歯科診療所<br>（かかりつけ歯科医） | ・軽度障害が中心<br>・医学的リスクの低い患者<br>・歯科相談，高次医療機関への紹介<br>・定期健診，歯科保健指導<br>・比較的簡単な処置<br>・在宅，施設入所者への訪問診療 |
| 二次医療機関 | 口腔保健センター<br>障害者歯科センター<br>施設内歯科 | ・一次医療機関からの紹介患者<br>・中等度障害が中心<br>・歯科治療，行動調整，医学的管理が比較的困難な患者<br>・入院には対応していない静脈内鎮静下，全身麻酔下治療<br>・離島，へき地への巡回診療 |
| 三次医療機関 | 総合病院歯科<br>大学附属病院 | ・一次・二次医療機関からの紹介患者<br>・重度障害が中心<br>・歯科治療，行動調整，医学的管理がきわめて困難な患者<br>・全身麻酔下治療<br>・入院を必要とする患者 |

（日本障害者歯科学会編：スペシャルニーズデンティストリー　障害者歯科. 医歯薬出版, 東京, 2009, 26.）

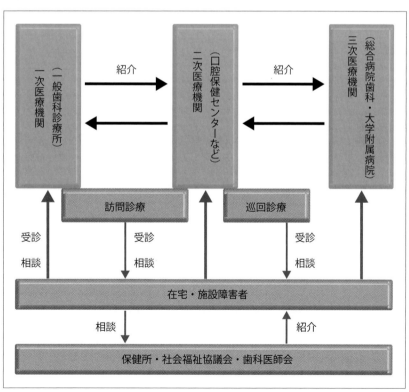

**図7-1　障害者歯科医療体制**
（日本障害者歯科学会編：スペシャルニーズデンティストリー　障害者歯科. 医歯薬出版, 東京, 2009, 26.）

### 2) 教育（学校）

心身の成長発育が著しい時期に，健康づくりの一環として口腔衛生習慣を身につけることは，自分の身体を認識し，健康な心と身体を育むうえでたいへん重要である．また，反抗期，思春期を迎えた生徒に対して，第三者である歯科衛生士の指導は効果的で，集団の力学によって習慣が身につくといったように，学校で指導を行う利点も多い．学校歯科保健の実施にあたっては，学校全体で取り組む体制づくりや，教職員への動機づけが重要となり，養護教諭や学校歯科医と連携を取りながら行う必要がある．

特に特別支援学級では，生徒一人ひとりの障害の状況や特性に応じた指導や支援を行っているため，情報を共有しながら歯科保健指導にも反映させていくことが重要である．

### 3) 福祉施設

施設における口腔保健の推進は，障害のある人の口腔保健管理をするうえできわめて重要である．特に毎日接する機会のある施設職員に，口腔保健管理の重要性や，その具体的な方法について普及・啓発することが大切である．しかし，施設の状況を把握せずに進めると，一方的な押しつけの指導に陥りやすいため，施設側の要望や職員の勤務状況，施設利用者の人数やライフステージなど，十分に情報を収集し，無理がなく可能なことから進めていく必要がある．

### 4) 行　政

行政では，歯科相談や歯科基本健康診査，口腔のケアや摂食嚥下に関する指導などを行い，地域住民の歯科口腔保健の推進をはかっている．また，要介護高齢者や障害のある人に対しては，かかりつけ歯科医や専門歯科医療機関と連携をはかり，必要に応じて適切な歯科保健医療サービスを受けられる環境づくりに取り組んでいる．

# ❷─障害者歯科と関連職種

関連職種と協業するためには，各専門職の仕事内容や役割を知り，それぞれの専門的知識や能力を活かし，情報を共有しながら協働する必要がある．

## 1. 歯科専門職

### 1) 歯科医師

障害者歯科の中心的存在であり，歯科治療や口腔保健，摂食機能の診査・診断・治療計画を立案・提示し，同意のもとに歯科診療を行う．また，医療連携や他職種

との連携のコーディネーターとしての役割も担っている.

### 2）歯科衛生士

　歯科医師とともに，障害者歯科における中心的役割を担う．歯科医師の指示のもと，歯科予防処置，歯科保健指導，歯科診療補助を行う．歯科診療補助として，障害のある人の歯周病管理や摂食嚥下リハビリテーションにも携わる.

### 3）歯科技工士

　障害のある人の歯冠修復物や義歯，摂食嚥下機能療法に用いる舌接触補助床（PAP）や軟口蓋挙上装置（PLP）などの特殊な補綴装置は特別な配慮や工夫が必要なケースがあるため，歯科技工士と密に連携をはかりながら製作することが重要である.

## 2. 医療関連職種

### 1）医　師

　障害のある人の多くは，なんらかの医学的管理を受けているため，医科主治医と患者の全身状態，服薬内容，歯科診療上の留意点など，術前に情報を交換し，医療連携をはかりながら，安全に歯科診療を行うことが重要である.

### 2）看護師

　病院や施設内歯科などの医療施設のほか，福祉施設や訪問看護など，障害のある人の医療と介護のいずれにも関わっており，協働・連携する機会の多い職種である．歯科衛生士のいない病院や施設では口腔のケアの役割も担っており，それぞれの専門性を活かし，情報を共有しながら協働する必要がある.

### 3）保健師

　主に地域の保健福祉事務所（保健所）や市町村保健センターに勤務し，地域住民の健康教育のほか，障害のある人の家庭を訪問し，保健指導や相談・助言なども行っている．訪問指導の際，歯科的問題の第一発見者となる機会も多く，連携をはかることで，早期発見・早期対応が可能となる.

### 4）作業療法士（OT；occupational therapist）

　身体や精神機能障害のある人に対して，日常生活の基本動作や軽作業の訓練を通じて，機能の維持・回復をサポートする職種である．作業療法は，身体障害，精神障害，発達障害や高次脳機能障害などを対象に行われ，食事や口腔清掃時の道具の選定や工夫，動作の獲得・再獲得のための情報を得ることができる.

### 5）理学療法士（PT；physical therapist）

　身体障害に対し，運動療法や物理療法を用いて，基本的な身体の動作能力を回復させ，自立した日常生活が送れるように支援する職種である．障害者歯科では，歯科診療時の不随意運動や異常反射を抑制する姿勢，摂食時の姿勢や呼吸リハビリテーション，口腔清掃時の動作において連携をはかる．

### 6）薬剤師

　医療技術の高度化に伴い，医師や看護師と一緒に病棟薬剤師が配属されるようになっている．病院や医療施設では，感染対策チームや栄養サポートチーム（NST）などのメンバーとして協働する機会がある．

### 7）言語聴覚士

　聴覚障害，言語発達障害，構音障害，失語症などに対して，指導・訓練を行う職種である．障害者歯科では，患者とのコミュニケーション方法や摂食嚥下機能療法において連携をはかる機会がある．また，発達障害のある人の場合は，発達検査の情報を共有し，発達に応じた歯科治療や歯磨き支援に役立てることができる．

### 8）管理栄養士

　主に施設や病院に勤務し，障害のある人に対して全身状態や活動状況に合わせた栄養管理を行う．障害者歯科では，栄養サポートチーム（NST）のメンバーとして，摂食嚥下障害のある人に対して，食内容，食形態，調理法，カロリー（エネルギー）などについて，専門的に指導や助言を行っている．

## 3．その他の関連職種

### 1）社会福祉士

　福祉施設や病院，保健所などに勤務し，高齢者，障害者，小児，低所得者，医療機関利用者などを対象に相談，助言，指導，福祉サービスを提供している．

### 2）介護福祉士

　高齢者施設や障害者施設，その他の社会福祉施設に勤務し，高齢者や障害者の心身の状況に合わせた入浴，食事，排泄などの介護を行う．施設や在宅訪問診療などにおいて接する機会の多い職種であり，食事介助や口腔のケアの方法について，密に連携をはかる必要がある．

### 3）ケアマネジャー（介護支援専門員）

　介護保険法において，要支援・要介護認定を受けた人からの相談を受け，居宅サービス計画（ケアプラン）を作成し，ほかの介護サービス事業者との連絡，調整

などを取りまとめる職種である.

### 4）ホームヘルパー（訪問介護員）

　病院や介護施設，民間企業などの福祉事業所から派遣という形で勤務していることが多く，在宅の高齢者や障害のある人の居宅を訪問して，身体介護や家事援助を行う職種である．障害の程度によって，派遣の時間や提供されるサービスが異なり，通院介助も行うため，接する機会の多い職種である.

### 5）養護教諭

　小学校，中学校，高等学校において，児童・生徒の健康管理，保健教育を行う職種であり，障害児の学校歯科保健を推進するうえで，重要なキーパーソンである.

## 4．関連職種と協業するための基本

　関連職種と協働するための原則には，互いに他職種を尊重すること，明確な目標に向かって協働すること，それぞれの職種の見地から評価を行うこと，専門的で高度な技術を提供すること，可能なかぎり，効率よく効果的にサービスを提供することなどがあげられる.

　関連職種とのコミュニケーションに必要なことは，情報の交換ではなく知覚（感情，思い）の共有（人間関係の構築）であり，他職種を知り，その知識や能力を信頼することが大切である.

　職種間の情報伝達には，送り手と受け手の間の感情的（人間的）なつながりが必要である．また，専門用語が異なることを認識し，理解できるよう，研鑽を積むことも必要である.

　互いの専門性を統合し，各専門職の知識や能力をチーム全体の目標に結びつけ，さらにチームの成果を組織の成果に結びつけていくチームマネジメントが大切である.

# ❸─保健・医療・福祉のネットワーク

## 1．はじめに

　障害のある人の口腔保健の推進は，歯科治療や本人および家族への口腔のケアの技術的な指導では解決しない．障害のある人の生活やその背景に配慮し，ともに寄り添うという「支援」する姿勢をもって取り組む必要がある．また，本人，家族，介護者が行う，歯磨きなどの日常の口腔のケアを継続することや，口腔内の問題を早期に発見し，解決するためには，定期的・継続的な歯科受診や医療職種だけの連

携では限界がある．一方，地域では，障害者や高齢者が「住み慣れた地域でその人らしい尊厳のある生活」の実現を目指し，保健・医療・福祉・介護などの専門職や近隣住民，行政などが包括的に支援し，ケアを行うためのネットワークが構築されている．障害のある人が生活する地域特性や生活状況などの環境について理解し，歯科衛生士がこのネットワークの一員として参加・協働することは，自らの健康づくりが困難な障害のある人にとって，重要な支援となる．また，各ライフステージに応じて変化する支援環境を考慮し，本人，家族（特に母親）以外の口腔保健推進のキーパーソンを知り，連携を密に取り，それら関連職種や機関，団体，施設などへの啓発や保健活動の実施は，よりきめ細やかな支援へとつながる．さらに継続的に歯科診療室以外の生活の場で関わりをもつことで，障害のある人の置かれている状況を見守ることや，歯科以外の問題点の早期発見につなげるなどの，生活支援者としての機能も期待されている．

## 1) 福祉サービスの活用

障害のある人が地域で安心して生活するためのさまざまなサービスがあり，そのサービスを利用することによって，自立を支援する体系ができている．歯科衛生士は，障害のある人がどのようなサービスを利用しているかを知ることによって，障害のある人の生活環境を把握し，関連職種や機関，団体，施設と連携をとりながら，口腔保健を推進していくことが必要である（**表7-2，3**）．

## 2) 行政における歯科衛生士の役割

障害のある人の口腔保健を推進していくためには，行政が担う役割が重要である．行政はコントロールタワーとして，地域で生活するすべての障害のある人が健やかな生活を営むことを目指し，平等に支援を受けることができるような口腔保健施策を立案し，施行していく必要がある．地域がもつ歯科的資源を把握し，活動を展開していくことや，歯科医療機関も含めた障害者支援機関（施設，特別支援学校，親の会，発達支援センターなど）間のコーディネートを行うことによって，地域連携を構築していくことなどが求められる．

さらに2011年には，障害のある人の定期的な歯科検診，歯科医療の受診が内容に含まれた，歯科口腔保健の推進に関する施策を総合的に推進するための「歯科口腔保健の推進に関する法律（歯科口腔保健法）」が制定されたことにより，障害のある人が健やかに生活できるよう，行政によりいっそうの努力が義務づけられた．「歯科口腔保健法」の第9条では，「国および地方公共団体は，障害者，介護を必要とする高齢者その他の者であって定期的に歯科検診を受けること等または歯科医療を受けることが困難なものが，定期的に歯科検診を受けること等または歯科医療を受けることができるようにするため，必要な施策を講ずるものとする」とし，障害のある人が定期的に歯科検診を受けるための施策を規定している．そのほかに行政が行う事業例としては，地域の障害者と家族，歯科医師，歯科衛生士の実態調査

表7-2　「児童福祉法」による障害福祉サービス等の体系（障害児支援に係る給付）

| | | |
|---|---|---|
| 障害児通所系 | 児童発達支援 | 日常生活における基本的な動作の指導，知識技能の付与，集団生活への適応訓練などの支援を行う |
| | 医療型児童発達支援 | 日常生活における基本的な動作の指導，知識技能の付与，集団生活への適応訓練などの支援および治療を行う |
| | 放課後等デイサービス | 授業の終了後または休校日に，児童発達支援センター等の施設に通わせ，生活能力向上のための必要な訓練，社会との交流促進などの支援を行う |
| 訪問系 障害児 | 居宅訪問型児童発達支援 | 重度の障害等により外出が著しく困難な障害児の居宅を訪問して発達支援を行う |
| | 保育所等訪問支援 | 保育所，乳児院・児童養護施設等を訪問し，障害児に対して，障害児以外の児童との集団生活への適応のための専門的な支援などを行う |
| 入所系 障害児 | 福祉型障害児入所施設 | 施設に入所している障害児に対して，保護，日常生活の指導および知識技能の付与を行う |
| | 医療型障害児入所施設 | 施設に入所または指定医療機関に入院している障害児に対して，保護，日常生活の指導および知識技能の付与並びに治療を行う |

表7-3　「障害者総合支援法」による障害福祉サービス等の体系（介護給付・訓練等給付）

| | | | |
|---|---|---|---|
| 訪問系 | 介護給付 | 居宅介護 | 自宅で，入浴，排泄，食事の介護等を行う |
| | | 重度訪問介護 | 重度の肢体不自由者または重度の知的障害者もしくは精神障害により行動上著しい困難を有する者であって常に介護を必要とする人に，自宅で入浴，排泄，食事の介護，外出時における移動支援，入院時の支援等を総合的に行う（日常生活に生じる様々な介護の事態に対応するための見守り等の支援を含む） |
| | | 同行援護 | 視覚障害により，移動に著しい困難を有する人が外出する時，必要な情報提供や介護を行う |
| | | 行動援護 | 自己判断能力が制限されている人が行動するときに，危険を回避するために必要な支援，外出支援を行う |
| | | 重度障害者等包括支援 | 介護の必要性がとても高い人に，居宅介護等複数のサービスを包括的に行う |
| 日中活動系 | | 短期入所 | 自宅で介護する人が病気の場合などに，短期間，夜間も含めた施設で，入浴，排泄，食事の介護等を行う |
| | | 療養介護 | 医療と常時介護を必要とする人に，医療機関で機能訓練，療養上の管理，看護，介護および日常生活の世話を行う |
| | | 生活介護 | 常に介護を必要とする人に，昼間，入浴，排泄，食事の介護等を行うとともに，創作的活動または生産活動の機会を提供する |
| 施設系 | | 施設入所支援 | 施設に入所する人に，夜間や休日，入浴，排泄，食事の介護等を行う |
| 居住支援系 | 訓練等給付 | 自立生活援助 | 一人暮らしに必要な理解力・生活力等を補うため，定期的な居宅訪問や随時の対応により日常生活における課題を把握し，必要な支援を行う |
| | | 共同生活援助 | 夜間や休日，共同生活を行う住居で，相談，入浴，排泄，食事の介護，日常生活上の援助を行う |
| 訓練系・就労系 | | 自立訓練（機能訓練） | 自立した日常生活または社会生活ができるよう，一定期間，身体機能の維持，向上のために必要な訓練を行う |
| | | 自立訓練（生活訓練） | 自立した日常生活または社会生活ができるよう，一定期間，生活能力の維持，向上のために必要な支援，訓練を行う |
| | | 就労移行支援 | 一般企業等への就労を希望する人に，一定期間，就労に必要な知識および能力の向上のために必要な訓練を行う |
| | | 就労継続支援（A型） | 一般企業等での就労が困難な人に，雇用して就労の機会を提供するとともに，能力等の向上のために必要な訓練を行う |
| | | 就労継続支援（B型） | 一般企業等での就労が困難な人に，就労の機会を提供するとともに，能力等の向上のために必要な訓練を行う |
| | | 就労定着支援 | 一般就労に移行した人に，就労に伴う生活面の課題に対応するための支援を行う |

（アンケート）による現状把握，障害者施設における歯科検診や歯磨き支援事業の策定，歯科医療機関を含めた障害者支援機関の代表者との口腔保健の推進会議開催，歯科医療機関どうしの専門部会開催，地域育成のための歯科医療従事者や支援者向け口腔保健研修会開催などがあげられる．

### 3）地域における歯科衛生士の役割

　地域における口腔保健の推進は，施設などで行う口腔保健活動と歯科訪問診療（在宅診療や巡回歯科診療車を用いた施設巡回歯科診療など）に分けられる．

## 2．各ライフステージにおける口腔保健活動

　口腔保健活動を行う際には，協働する支援者らにその目的を伝える一方で，施設の概要・状況・環境や支援方針などを確認し，ニーズを事前に協議し，共同で口腔保健活動の内容・目標を決定する．施設で行われた活動であっても，家族への報告を怠らず，家族を含めた多くの支援者に活動の内容を伝え，協力を得るために尽力する．実施後は，目標の達成状況の確認や効果，反省点を確認するため，アンケート調査や協働する支援者らと反省会などを行い，次の支援につなげるために改善策を検討する．

### 1）乳児期

　言葉の遅れや心理面の発達を支援すると同時に，障害の受容状態が不十分で，子育てに不安を感じていたりする家族（特に母親）への心理的なサポートが必要な時期でもある．主治医および病院の医療ソーシャルワーカー以外にも，保健師，保育士，臨床心理士，栄養士などと連携することによって，十分に情報収集し，個々に応じた口腔保健の啓発を早期に行うことで，障害児の口腔の健康をとおして，心身ともに健康な生活を送ることができるように支援する．

#### （1）家族（母親）以外のキーパーソン

　市町村保健センターの担当保健師，発達支援センターなどの相談支援員，母親以外の家族たち．

#### （2）活動のポイント

　母親支援，離乳などの食育支援，口腔保健の重要性の啓発，口腔の感覚過敏に対する歯磨き時の注意など．

#### （3）活動例

　乳幼児健診事後フォロー教室（図7-2），障害児支援教室で口腔保健相談を行う．

#### （4）利用するサービスの例

　児童発達支援，障害児入所支援など（表7-2）．

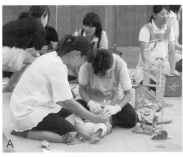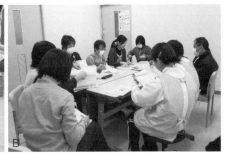

**図7-2　乳幼児健診事後フォロー教室**
　A：歯科衛生士は歯磨きなどに関する個別相談などを行う．B：教室終了後，多職種間でミーティングを行う．

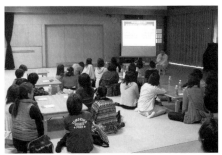

**図7-3　療育通園施設における口腔保健講話**

## 2）幼児期

　基本的な生活習慣を確立する時期であり，はじめて家族と離れて集団的な社会生活を送り，家族以外の人との対人関係を知る時期でもある．食後の歯磨きを習慣づけたり，家族以外の人からの仕上げ磨きを受け入れられるよう，施設職員，保育士，幼稚園教諭，施設医，園医たちと連携して取り組んでいく．また，早期にかかりつけ歯科医をもつよう働きかけていくことも必要である．

### （1）家族以外のキーパーソン

　療育通園施設（幼稚園，保育園も含む）の支援員（園職員）たち．

### （2）活動のポイント

　家族や施設職員たちへ，口腔保健の重要性の啓発，母親支援，摂食嚥下機能を含めた食育支援．

### （3）活動例

　療育通園施設における家族や園職員への講話（**図7-3**）や歯磨き支援，仕上げ磨き実技研修，食育支援など．

### （4）利用するサービスの例

　児童発達支援，障害児入所支援など（**表7-2**）．

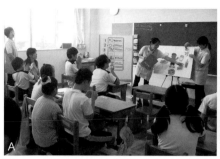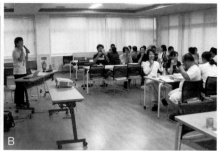

**図7-4　特別支援学校小学部における口腔保健活動**
　A：児童・生徒には視覚的にわかりやすい媒体を用いて展開していく．B：教職員を対象に，歯磨きの
ポイントや仕上げ磨きについて実技を交えた研修を行う．

### 3）学童・思春期

　成長発達が著しい時期であるため，食生活や運動，遊びなどをとおして心と身体の基礎をつくり，この時期に基本的な生活習慣を定着させることが大切である．家族以外との人間関係を学び，社会性が伸びる時期でもある．1日の多くの時間を過ごす学校における関わりは重要で，食後の歯磨き習慣を定着させるため，教職員との連携は必須である．また，思春期を迎えた生徒に対しては，家族以外の人からの支援が効果的であったり，専門家の話には関心を示したり，または集団における活動のなかで向上する面があるなど，学校における口腔保健をとおした適切な支援が，生活の向上に大きな影響を及ぼしている．

**（1）家族以外のキーパーソン**

　教職員（特に養護教諭，担任教諭），学校歯科医．

**（2）活動のポイント**

　児童・生徒には，発達レベルに合わせた口腔保健授業を行う．内容や進行は，養護教諭や担任教諭と事前に打ち合わせをし，媒体を用いて参加型の展開にするなど，集中できる環境をつくる．集団支援においては，個々の発達レベルの開きを考慮する必要があり，支援内容が限られてしまうため，かかりつけ歯科医における個別支援に繋げる必要がある．

　教職員や保護者にも研修会や相談会を設け，口腔保健の重要性を啓発する．

**（3）活動例**

　特別支援学校における生徒に対する授業，家族や教職員への講話，教職員への実技研修（**図7-4**），口腔保健の重要性の啓発を目的としたリーフレットによる情報提供など．

**（4）利用するサービスの例**

　放課後等デイサービスなど（**表7-2**）．

### 4）青年期以降

　学校から地域社会へと生活の中心が移行し，ライフスタイルが大きく変化する時

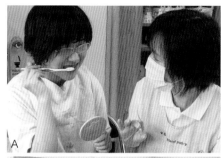
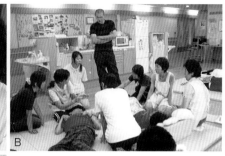
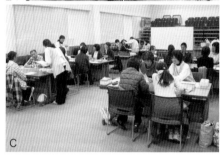

図7-5　通所施設における口腔保健活動
A：事前に障害者歯科の研修を受けた歯科衛生士が，通所施設の利用者へ歯磨きの個別支援を行う．B：重症心身障害者施設の利用者への歯磨き支援方法を職員に説明する．C：施設職員対象の講習会．実技研修を交えながら口腔保健への理解を求める．

期である．障害のある人の居住の場は，在宅，グループホーム，施設入所などに分かれる．在宅者にも一カ所の施設に通う場合，複数の施設を利用する場合がある．在宅の場合，健康面も自己管理になり，通所施設などの日中の活動の場における口腔の健康の自己管理への支援が重要になる．そこで施設職員との連携をもつことが，口腔保健の充実につながる．ここで問題となるのが，支援サービスを利用せず，1日中在宅で過ごしている場合である．さまざまな支援や情報が届かず，問題が顕在化しにくいため，疾患が重度化してから歯科受診することが多い．歯科受診をきっかけに，ほかの支援サービスにつなげるよう配慮することも必要である．また，地域の民生委員や近隣住民との連携が必要になることもある．

### （1）家族以外のキーパーソン

施設職員，障害者相談支援事業所などの相談支援員．

### （2）活動のポイント

施設にはさまざまな種類があるので，施設の概要を十分に把握し，環境に応じた口腔保健活動の方法を検討する．

### （3）活動例

通所施設における口腔保健講話や個別の歯磨き支援，入所施設における個別支援や口腔のケア記録表の作成，施設職員への口腔保健研修会（図7-5）．

### （4）利用するサービスの例

行動援護，生活介護，自立訓練（機能訓練，生活訓練），就労移行支援，就労継続支援（A型，B型），短期入所（ショートステイ），施設入所支援，共同生活援助（グループホーム）など（表7-3）．

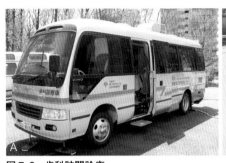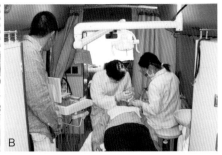

**図7-6　歯科訪問診療**
　A：巡回歯科診療車．B：巡回歯科診療車内での診療．安全で質の高い歯科医療が提供できるよう，フォーハンドシステムによる診療を実施する．

# 3．歯科訪問診療（在宅診療や巡回診療）

## (1) 歯科訪問診療の意義と目的

　障害のある人の歯科診療では，患者自身の協力性や全身状態などの問題，一般歯科診療所における受け入れ態勢の問題，専門医療機関の偏在，家庭や施設などのマンパワー不足など，さまざまな理由によって通院が困難な場合があり，在宅診療や障害者施設などへの巡回診療は，障害のある人の口腔の健康支援においてたいへん重要である．その目的は，周辺医療機関に受診が困難な患者の歯科健診や補完的な歯科医療の実施，障害のある人の口腔保健の向上などがあげられる．一般歯科診療所や歯科医師会，特に障害者歯科専門機関が行う巡回診療は，障害者歯科医療の普及と啓発，かかりつけ歯科医・歯科衛生士の育成の目的も含まれる．

## (2) 歯科訪問診療における歯科衛生士の役割

　巡回歯科診療車における診療の場合は，スペース，設備，マンパワーなどの点で制限があり，歯科衛生士の適切な患者対応や円滑な歯科診療補助が重要となる（**図7-6**）．不安や恐怖心でなかなか適応できない患者もいるため，リラックスできるよう精神的な援助を心がけ，安全で迅速な歯科診療補助を行う．さらに，スケーリングやPTCなどの歯科予防処置，個々の患者に合わせた口腔保健支援も，歯科衛生士の重要な役割である．

*C* OFFEE *B* REAK

### 求められるもう一つの役割

　ある歯科医師が地域包括支援員に「口の中をみることは，患者さん宅の冷蔵庫の中を拝見するのと同じですよ」と助言されました．口腔内状況は，障害のある人が置かれている家庭環境をはじめ，そこから推察されるさまざまな状況を如実に映しだします．歯科衛生士は，歯科訪問診療，口腔保健活動において，口腔内環境だけではなく，施設内，家庭内における不適切な状況（患者の衣類の汚れやにおい，体の傷，部屋の異臭など）の有無を確認し，認知症や侵害されている権利の早期発見などを，ネットワークの一員として，権利擁護の視点から機能する努力も忘れてはなりません．

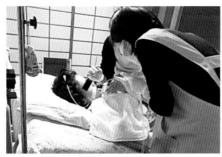

図7-7　訪問診療時のスケーリングの様子

一次医療機関における障害者歯科

## 1. 一次医療機関の役割

　一次医療機関である地域の歯科診療所（開業歯科医院）には，障害のある人が生活している場のかかりつけ歯科医・歯科衛生士として，日常生活における口腔の健康支援などを行う役割がある．かかりつけ歯科医・歯科衛生士は，障害のある人がさまざまな困難のなかで生活していることに関心と理解をもち，口腔の健康のために必要な支援を，歯科医療という視点だけではなく，生活支援という視点からも考えることが大切である．

　障害のある人の歯科診療の際の困難性として，医療安全と全身管理，行動調整とコミュニケーションの確立，治療計画や使用材料，歯科保健指導と管理計画があげられる．地域で開業している一般の歯科診療所は，障害のある人の歯科治療用設備とこれらの困難性への対応に苦慮することがある．そして，歯科医師をはじめ，歯科医療従事者の経験や診療体制から，地域における障害者歯科には限界があることを理解する．しかし，地域の歯科診療所は二次・三次の専門医療機関に比べて，障害のある人にとっては近くて通いやすく，家族と一緒に診てもらえるなどの有利性がある．地域における障害者歯科は，その地域の有利性を考慮した取り組みが必要である．

　一次医療機関は地域の歯科診療所，すなわち，かかりつけ歯科医として，障害のある人の生活圏のなかで歯科医療の専門家として歯科医療を提供する．

　かかりつけ歯科医の主な機能は，以下のようなものがあげられる．

- 障害のある人の歯科領域の問題に対する相談窓口
- う蝕，歯周病の予防管理や口腔のケア
- 摂食嚥下障害に対応する問題の指摘
- 一次医療機関としての歯科治療の実施
- 在宅，施設，病院への訪問診療（**図7-7**）
- 地域の障害者施設や特別支援学校などにおける歯科健診，歯科相談，歯科保健

指導など

- 二次・三次医療機関と連携
- 必要な社会資源と連携する（在宅療養支援歯科診療所，歯科障害者生活支援センター，地域包括支援センターなど）

## 2. 一次医療機関における歯科衛生士の役割

歯科診療所に勤務する歯科衛生士が障害のある人と接する際には，まず，医療面接で障害のある人と保護者の話を十分に確認し，歯科保健上の疑問や悩みを受け止めることが必要である．そのうえで歯科医師と相談し，疾患の予防を中心とした口腔のケア，歯科健診，歯科保健指導，健康づくりと支援が主な役割である．また，歯科衛生士は日常生活に必要な支援として，口腔保健管理を行うことで患者と関わる．家族だけでは改善が困難な場合，訪問看護などに関わる他職種との連携をはかる．さらに，障害者歯科の専門性が必要な状況では，歯科医師の判断によって，高次（二次・三次）医療機関と連携する．

## 3. かかりつけ歯科医の重要性と意義

### 1）健康づくりを中心とした歯科医療の展開

障害のある人は日常生活における口腔清掃が困難な場合が多く，歯科治療のみを行うよりも，むしろ日常生活の支援としての歯磨き支援を行う機会を多くもつことで，う蝕や歯周病の予防につながる．このような疾患の予防や歯磨き支援は，障害のある人にとって心理的にも身体的にも負担の少ない歯科受診の経験になりうる．重度の知的障害や筋緊張の強い脳性麻痺によって処置への適応が困難な障害のある人には，幼児期から継続した口腔のケアがトレーニングの機会になり，歯科診療所や歯科医療従事者との信頼関係を築き，社会参加の学習を期待できる経験となる．

このようにかかりつけ歯科は，無理のない安全な治療，一次医療機関として可能なかぎりの治療にとどめ，歯科衛生士による予防や健康づくりのための管理が重要といえる．

### 2）福祉的な意味や機能をもつ歯科診療所

障害のある人は，日常生活のさまざまな場面で支援が必要である．その支援は家族だけではなく，生活している地域の社会資源（図7-8）を利用することによっても行われる．日常生活の支援は，医療ではなく地域福祉における取り組みによってなされる．医療としての口腔清掃やPTCではなく，日常生活の支援としての歯磨きであれば，歯科診療所で行っても福祉的要素が強い．このとき歯科診療所は，福祉施設としての役割を果たすことになる．歯科診療所は障害のある人が健康な生活を維持するための，社会資源の一つといえる．

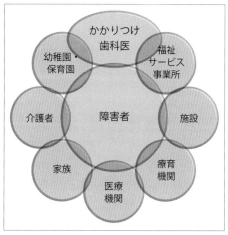

図7-8 障害のある人が健康な生活を維持する
ための社会資源

### 3）家族ぐるみの歯科管理

　障害者歯科センターなどの二次および三次医療機関では，障害のある人を対象とした診療を行っている．しかし，実際には，障害のある人の兄弟姉妹や両親などの家族を一緒に診てもらいたいという要望がみられる．う蝕や歯周病の予防や管理が必要なのは，障害のある人だけではなく，健常者でも同じである．かかりつけ歯科医は障害者専門医療機関ではないため，家庭医としての機能ももち，家族全員の口腔保健のための支援を行うことが可能である．

## 4．待合室における配慮

　地域の歯科診療所では，待合室で障害のある人と健常者がともに過ごすことが多い．障害のある人と健常者が待合室を共有することに関して，健常者の9割に抵抗がないとした研究報告がなされている．一方，障害のある人側では，周囲に迷惑をかけるのではないかと心配している場合が多くみられる．特に自閉スペクトラム症のように多動な障害特性をもつ場合は，保護者が周囲に気遣い，健常者との待合室の共有よりも占有の待合室があると気疲れしないとの意見もある．すべての障害のある人とその保護者が過ごしやすい空間づくりのために，歯科診療所では以下のような点に注意し，障害特性を理解したうえで，歯科医療従事者全員で配慮することが望まれる．

- 行動障害や多動などによって「待てない」患者は，待ち時間の少ない時間帯に予約する．
- 騒がしい音，泣き声などによって情緒が不安定になったり，パニックを引き起こす患者は，静かな空間や時間帯に待合室や診療室が使えるように配慮する．
- てんかんの発作や体調の変化，パニックなど，急な変化への対応をあらかじめ決めておく．

また，障害のある本人の特徴，コミュニケーションの取り方，くせ，さまざまな場面における対応の仕方などを具体的にまとめた「サポートブック」を患者がもっていれば，初診時に持参してもらい活用することで，待合室や診療室における対応が円滑になる．

## 5. 歯科衛生士による医療面接

かかりつけ歯科医に来院した障害のある人には，歯科医師が医療面接を行い，処置の方針や治療の可能性を検討する．その後，口腔内の診察を行い，行動管理やコミュニケーション，治療の方法などを検討する．歯科衛生士が歯科予防処置や歯科保健指導の指示を受けたときは，必要な情報収集を歯科衛生士による医療面接として行う．必要な情報とは，障害の程度や発達について，日常生活の様子，基本的生活習慣とその自立，言葉によるコミュニケーションと代替言語，自閉スペクトラム症の患者では，サポートブックについて，手指の機能について，車椅子の使用と移乗の方法，日常の歯磨きの様子，食べる機能の状態と甘味摂取についてなどである．

# ❺ 二次医療機関における障害者歯科

## 1. 二次医療機関の役割

二次医療機関である口腔保健センターや障害者歯科センターなどの意義は，地域の歯科保健医療活動の拠点として，一般の歯科診療所の機能以上の歯科保健および歯科医療を地域住民に提供し，障害者診療，休日診療，夜間診療，訪問・巡回診療などを業務とするとされていた．しかし，超高齢社会を迎えた近年では，障害者歯科の対象が高齢障害者にまで拡大され，摂食嚥下リハビリテーションや，歯科訪問診療などのニーズが高まってきている．このことから，医科歯科連携（診診連携，病診連携）システムを構築し，チーム医療として口腔のケアや摂食嚥下リハビリテーション，要介護高齢者への歯科訪問診療，心身障害者施設への訪問指導などを実施するセンターも増加している．

また，麻酔機器や麻酔薬が著しい進歩を遂げ，安全かつ覚醒の早い全身麻酔を行うことが可能となったことにより，日帰り全身麻酔を行動調整法の一つとして実施する二次医療機関も年々増加している．

現在では，障害のある人の範囲が従来の概念から有病者，高齢障害者にまで広がったことから，二次医療機関の提供する障害者歯科保健医療は，患者のニーズに応じて多種多様化するとともに，チーム医療という考え方が重要視されてきている．

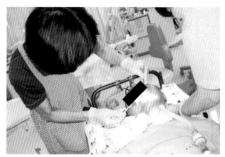

図7-9 人工呼吸器を装着した患者への口腔ケア

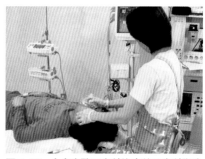

図7-10 全身麻酔下歯科治療前の歯科衛生士によるマスクトレーニング

## 2. 二次医療機関における歯科衛生士の役割

　障害のある人や要介護高齢者においては，口腔のセルフケアが困難なことから，歯科疾患の罹患や進行，咀嚼・嚥下機能低下のリスクが高いとされている．これらのことを踏まえ，個々の障害特性や介護状況（介護レベル，全身状態，在宅か施設かなど）を考慮したうえで，予防から治療，そしてリハビリテーションに至るまでの総合的な歯科保健医療を提供することが必要とされている．また，近年では，静脈内鎮静下，静脈内注入または吸入法による全身麻酔下歯科治療を日帰りで実施する二次医療機関も増加しており，歯科衛生士には，歯科診療補助や歯科予防処置，歯科保健指導，障害者施設訪問指導などの業務に加え，全身麻酔などにおける歯科麻酔科医の麻酔補助業務や，障害のある人，要介護者の健康維持や生活機能の向上を目的とした摂食嚥下機能訓練など，多種多様な業務が求められている．

　二次医療機関における主な歯科衛生士の役割は，以下のとおりである．

- 障害者歯科保健医療の研鑽に励み，一次医療機関では対応困難な患者に対して，歯科医師とともに障害特性に適した行動調整法を選択し，専門的障害者歯科医療を提供する．
- 障害者歯科に対する幅広い知識と歯科診療補助などの技術を習得し，対応に配慮を有する障害のある人（先天性障害者，中途障害者，難病，有病者，高齢障害者など）に対応できるようにする（図7-9）.
- 歯科予防処置，歯科保健指導，口腔清掃，摂食嚥下機能訓練などを提供する．
- 静脈内鎮静下，静脈内注入または吸入法による全身麻酔下歯科治療へ対応する〔歯科麻酔科医の補助業務の習得（看護師との連携），静脈鎮静，静脈麻酔，全身麻酔に必要な医学的知識の習得や，円滑な麻酔導入のための行動変容法の習得（図7-10）〕.
- 訪問指導を通じて地域の特別支援学校，障害者施設，高齢者施設などと連携し，相互に情報交換できる関係をつくる．

# ⑥ー三次医療機関における障害者歯科

## 1. 三次医療機関の役割

　障害者歯科における三次医療機関の役割は，一次・二次医療機関からの紹介患者，重度の障害のある患者，歯科治療・行動調整・医学的管理がきわめて困難な患者，全身麻酔下歯科治療や入院を必要とする患者，口腔に関する機能訓練を必要とする脳性麻痺患者など，障害に対する専門的知識が必要な患者の歯科治療を行うことである．しかし，障害者歯科を専門に行う歯科医師数はいまだ少なく，また，三次医療機関である歯科大学・歯学部附属病院や障害者歯科の診療科のある総合病院が都市部に偏っているのが現状である．

## 2. 三次医療機関における歯科衛生士の役割

　三次医療機関における歯科衛生士は，専門の歯科医師のもとでさまざまな状況に対応できるよう，知識の習得や技術のトレーニングを積む必要があり，また，歯科医師とともに，歯科衛生士も以下のようなことを担う．

- 一次・二次医療機関では対応が困難な患者の健康教育・健康相談をはじめ，予防管理や専門的な歯科医療を提供する．
- 全身麻酔下や静脈内鎮静下において，診療の準備や診療補助が行える．
- 専門的な歯科医療が終了した際には，紹介元の一次・二次医療機関に以降の歯科診療を依頼する．
- 紹介元が対応できない場合は，障害者歯科診療システムのなかで適切な協力歯科医院を選択し，紹介する．
- 一次・二次医療機関に戻す，または紹介する場合は，診療情報提供書を作成し，そのなかで歯科衛生士は，地域の歯科診療所でも継続したケアが施行できるよう，治療した部位の管理や患者の状態に応じた口腔清掃時の注意点などを伝える．
- 地域の歯科診療所（一次医療機関）がかかりつけ歯科医（歯科衛生士も含む）として必要な知識や技術を習得できるよう，研修を行う．一次・二次医療機関の歯科医師や歯科衛生士の研修先として，受け入れを実施する．
- 各地域で適切な歯科医療連携システムが構築できるよう，常時情報を集積・発信する．
- 障害のある人の口腔保健に関する具体的な方法や診療方法の工夫・改善，器具の開発や情報提供などを行う．

## 3. チーム医療の形態

### 1) チーム医療

2009（平成21）年に「チーム医療の推進に関する検討会（厚生労働省）」が発足した．本検討会ではチーム医療を「医療に従事する多種多様なスタッフが，それぞれの高い専門性を前提に，目的と情報を共有し業務を分担しつつも互いに連携・補完しあい，患者の状況に的確に対応した医療を提供すること」と定義している．

障害者歯科の三次医療機関における歯科衛生士は，全身麻酔や静脈内鎮静下における処置が伴うため，医師，看護師，麻酔科医，薬剤師などの他職種と連携して診療に関わる．歯科衛生士も病院におけるチームの一員として，医療業務に習熟することが要求される．

患者とその家族に関わる機会の多い歯科衛生士は，必要な情報を把握して他職種へ伝達する重要な役割も担う．さらに，家族の不安を軽減できるような対応も必要となる．

### 2) 三次医療機関における多職種連携

三次医療機関では，多職種からなるさまざまなチームが導入されている．歯科医師や歯科衛生士が加わるチームには，摂食嚥下サポートチーム，人工呼吸器関連肺炎（VAP）チーム，栄養サポートチーム（NST），消化器外科病棟における周術期のチーム，がん患者の口腔ケアサポートチーム，在宅摂食嚥下医療チーム，糖尿病教育チームなどがある．

患者の口腔機能の状態を把握し，術前に必要とされる歯科治療，術後に必要とされる口腔管理が実施されることで，手術創の治癒を早め，口腔からの栄養摂取を可能にすることから，術後の患者の回復に影響する．

このように，歯科衛生士のチーム医療における役割は，急性期・回復期そして在宅医療の場で急速に重要性を増してきている．

## 4. チーム医療の3つの形態

チーム医療には，以下の3つの形態がある（図7-11）.

①マルチディシプリナリー・モデル：それぞれの職種が専門的視点に立ってプログラムを設定するが，包括的なプランにするための協業は行わずに個別に関わる．そのため，それぞれの関わりには責任をもつが，チームとして関わった結果についての責任をもたない．

②インターディシプリナリー・モデル：それぞれの職種は互いに意思の疎通をはかり，他職種の専門性や能力を信頼する．同じ目標に向かって協業し，各専門職はチームとして関わった結果に責任をもつ．

③トランスディシプリナリー・モデル：それぞれの職種は互いに意思の疎通をは

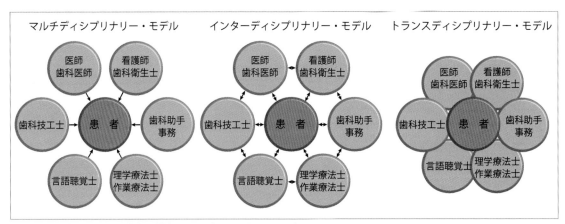

図 7-11　摂食嚥下障害の患者に対するリハビリテーションアプローチ

かり，自己の専門領域を超え，できることは積極的にカバーしあいながら協業する．

**参 考 文 献**

1）日本障害者歯科学会編：スペシャルニーズデンティストリー　障害者歯科．医歯薬出版，東京，2009．
2）大屋　滋ほか：発達障害のある人の診療ハンドブック．白梅学園大学　堀江まゆみ研究室，東京，2008．
3）稲垣真澄ほか：健康生活支援ノート．診断と治療社，東京，2005．
4）篠田道子：チームマネジメントの知識とスキル．医学書院，東京，2011．

# 8章 障害者歯科における歯科衛生過程

**到達目標**

①障害者歯科における歯科衛生業務で，歯科衛生過程を活用できる．

②障害者歯科における典型的な症例を歯科衛生過程で学習する．

（1）脳性麻痺の人に対する歯科衛生業務の実例を知る．

（2）ダウン症候群の人に対する歯科衛生業務の実例を知る．

③障害者歯科における歯科衛生過程から，歯科衛生業務の意義を理解する．

**歯科衛生過程**
歯科衛生過程（Dental Hygiene Process of Care, 歯科衛生ケアプロセス）は，アメリカで理論構築された，歯科衛生士の臨床の基盤となる考え方です．構成する5つのステップについては，本書で示した用語のほか，「アセスメント・歯科衛生診断・計画立案・実施・評価」という用語も使用されており，その場合「歯科衛生介入（Dental Hygiene In-tervention）」は，計画立案の構成要素とされています．

歯科衛生過程とは，科学的な根拠をもとに歯科衛生業務を展開するためのツールである．すなわち，対象者から得られた情報から，歯科衛生上の問題を明らかにして，歯科衛生診断を行うことにより，論理的にそれらを解決するための歯科衛生計画の立案，実施，評価する過程をいう．「歯科衛生アセスメント」「歯科衛生診断」「歯科衛生計画立案」「歯科衛生介入」「歯科衛生評価」という相互に関連する5つの段階とそれらの記録（書面化）からなる（**図8-1**，詳細は歯科衛生学シリーズ『歯科衛生学総論』，歯科衛生学シリーズ『歯科予防処置論・歯科保健指導論』参照）．

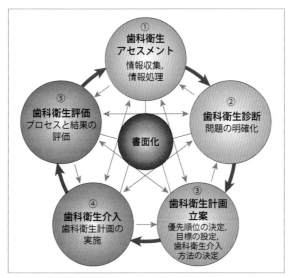

**図8-1　歯科衛生過程の5つの段階**

## Case Study 事例 1 脳性麻痺（アテトーゼ型）患者

**歯科衛生アセスメント**

■**患者概要**

40歳，女性，脳性麻痺（アテトーゼ型）

■**主　訴**

S：歯が動き，むし歯や歯ぐきが気になる．うまく歯磨きができなくなってきた．

■**歯科的既往歴**

O：約20年前に全身麻酔下で補綴処置ならびに歯周治療を受ける．最終来院日は3年前．

■**全身状態**

O：知的障害はなし．全身に筋緊張と不随意運動が認められ，30歳頃から全身の筋緊張が強くなり頸椎症となる．3回にわたり頸部の手術をしている．

O：常用薬：筋弛緩薬を含め，計7種類（ダントリウム®，テルネリン®，セルシン®，ミルタックス®，フェロミア®，タケプロン®，ロキソニン®）の薬を服用．

■**社会・心理・行動**

S：「婦人科の医師から更年期症状が現れている」と指摘され，将来に対して不安をもらす．

S：「筋肉が衰え，腕が上がりにくくなり，うまく歯磨きができなくなっている．歯も動き，総入れ歯になってしまうのではないか不安」．

S：歯科治療への不安がある．

O：仕事をもち，1人で自立した生活を送っている．

■**口腔内所見**

O：図8-2，3

■**口腔清掃**

S：朝食後と就寝前の1日2回のブラッシング習慣が確立している．

S：歯間ブラシは週1回使っているが，うまく使えなくなってきた．

S：歯磨剤はときどき少量使用する．

O：右利きで，歯ブラシは柄を太く改良したものを使用している（図8-4）．

O：ストロークは大きく，左手で動きを抑えながら磨く．特定の部位しか磨けていない．

O：PCR 100％

**分析・解釈**

・加齢とともに筋緊張や不随意運動が増強し，さらに更年期症状も現れはじめ，健康や将来に対する不安が高まっているのではないか．また，一人暮らしのため，悩みを打ち明ける場がなく，不安を増長させているのではないか．

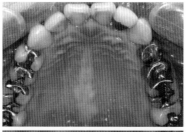
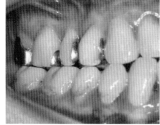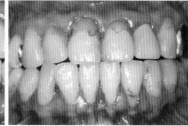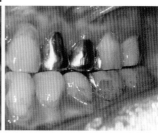
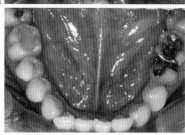

**図 8-2　再初診時の口腔内写真**
全顎的にプラークおよび歯肉縁下歯石が沈着し，歯肉の炎症が著しい．
1|，|1，|34に C₂ が認められる．

| プラーク付着 | | | | | | | | | | | | | | |
|---|---|---|---|---|---|---|---|---|---|---|---|---|---|---|
| PD<br>BOP | 333<br>434 | 433<br>444 | 324<br>424 | 323<br>423 | 323<br>323 | 325<br>335 | 424<br>524 | 424<br>425 | 424<br>523 | 423<br>223 | 324<br>336 | 423<br>424 | 333<br>424 | 443<br>444 |
| 動揺度 | | | | | | | 2 | 1 | 1 | | 1 | | | |
|  | **7** | **6** | **5** | **4** | **3** | **2** | **1** | **1** | **2** | **3** | **4** | **5** | **6** | **7** |
| 動揺度 | | | | | | 1 | 1 | 1 | 1 | 1 | | | | |
| PD<br>BOP | 434<br>434 | 434<br>434 | 434<br>424 | 423<br>324 | 323<br>323 | 323<br>323 | 323<br>323 | 334<br>323 | 423<br>323 | 323<br>323 | 323<br>323 | 324<br>323 | 444<br>324 | 446<br>445 |
| プラーク付着 | | | | | | | | | | | | | | |

**図 8-3　再初診時の歯周組織検査**
PCR 100%，BOP 82.7%，1〜3mm 61.3%，4〜6mm 38.7%，PD 平均 3.2mm.

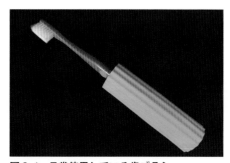

**図 8-4　日常使用している歯ブラシ**
スポンジ（サイズ S）の筒に歯ブラシを挿入し，柄を太く改良して使用していた．

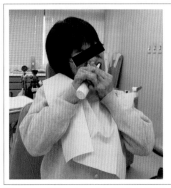

- 筋緊張や不随意運動のため，上肢を体幹から離して磨くこと（分離運動）や手首を屈曲させて磨くことが困難であり，特定の歯面しか磨けていないと考えられる．

- 上肢の可動域が狭いため，利き手の反対側（左側）は磨きにくく，さらに不随意運動を緩和させるため，右肩を上げて無理な姿勢となり，頸部に過度の負担がかかっている可能性がある．

**図 8-5　ブラッシングに関する分析・解釈**

- ブラッシングに関しては**図 8-5** 参照．
- 全身の体調不良と同時に，磨けない，歯が動くなどの症状も認められるため，歯の喪失の不安が高まっているのではないか．
- 突発的な動き（不随意運動）や極度の嘔吐反射のため，歯科治療への不安が大きいのではないか．

**歯科衛生診断**

1　う蝕や歯周病に関連した歯の喪失への不安

2　健康や将来に対する不安に関連したモチベーションの低下

3　運動機能の低下に関連したプラークの付着

4　不随意運動や嘔吐反射に関連した歯科治療への不安

**歯科衛生計画立案**

## 歯科衛生診断 1　う蝕や歯周病に関連した歯の喪失への不安

### ■目　標

歯の喪失に対する不安が解消する

### ■歯科衛生介入

①う蝕が認められるため歯科医師へ報告する．

②歯の動揺の原因と歯周治療ならびにセルフケアの向上によって，それらが改善することを説明する．

③PTC，歯肉縁上歯石除去，SRP（スケーリング・ルートプレーニング）を実施する．

### ■期待される結果

①口腔内の不快感が減少する（1 カ月以内）．

②BOP が 82.7％から 40％に減少する（4 カ月以内）．

③4〜6mm の歯周ポケットが 38.7％から 10％に減少する（6 カ月以内）．

④歯の喪失に対する不安が解消する（6 カ月以内）．

## 歯科衛生診断 2　健康や将来に対する不安に関連したモチベーションの低下

### ■目　標

モチベーションが向上する

### ■歯科衛生介入

①傾聴しながら，ともに取り組んでいく意向を伝える.

②対象者に負担なく実施できる内容を一緒に考える.

③すぐに効果が現れる前歯部唇面から指導する.

### ■期待される結果

①自分で改善できるという経験をする（3カ月以内）.

②前向きに歯科保健行動に取り組みはじめる（4カ月以内）.

## 歯科衛生診断 3　運動機能の低下に関連したプラークの付着

### ■目　標

プラーク付着が減少する

### ■歯科衛生介入

①運動機能を活かしたブラッシングが行えるよう，電動歯ブラシを使った清掃を提案する.

②頸部に負担をかけないブラッシング方法を支援する.

③歯面に当てやすい歯ブラシの保持方法を検討・支援する.

④通院時（1カ月に1回），機械的清掃によってプラークを除去する.

⑤歯間ブラシの使用方法を支援する.

### ■期待される結果

①電動歯ブラシを使って，1日2回ブラッシングする（1カ月以内）.

②歯間ブラシを使って，1週間に1回全顎を清掃する（4カ月以内）.

③PCRが100%から20%に減少する（6カ月以内）.

## 歯科衛生診断 4　不随意運動や嘔吐反射に関連した歯科治療への不安

### ■目　標

歯科治療への不安がなくなる

### ■歯科衛生介入

①精神面の支援を心がけ，対象者の意見や要望を確認しながら進める.

②笑気吸入鎮静法下での治療の適応を歯科医師に相談し，用いる場合は笑気吸入鎮静法について対象者に説明する.

### ■期待される結果

①笑気吸入鎮静法について理解を示し，精神的緊張が緩和される（1カ月以内）.

②笑気吸入鎮静法下で治療を受け，不随意運動や嘔吐反射が緩和される（2カ月以内）.

③不安がなくなり，安全・安心して治療が受けられる（3カ月以内）.

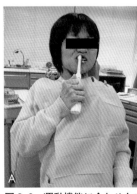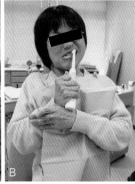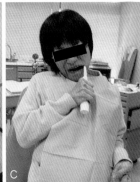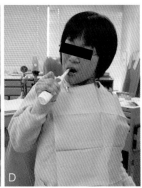

**図 8-6　運動機能に合わせたブラッシングの支援—①**
　A：右側前歯，B：左側前歯，C：臼歯部，D：口蓋側.
　上肢を体幹につけ，手首を屈曲せず磨けるように，電動歯ブラシを立てたまま磨く方法を支援.腕を体幹に固定したまま磨けるため，全身の筋緊張も緩和して頸部の負担も軽減できる.

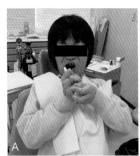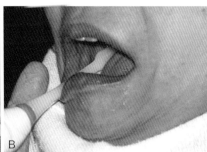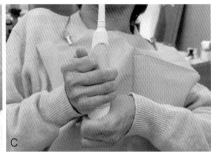

**図 8-7　運動機能に合わせたブラッシングの支援—②**
　A，B：下顎咬合面と舌側面.歯ブラシを短めに把持して動きを安定させ，歯面に当てやすくする.不随意運動をコントロールしたいときは，左手でサポートする.歯頸部の当て方は，手添えで誘導して体感してもらう.C：把持方法.磨きにくい部位は，安定する握り方を一緒に検討する.

## 歯科衛生介入

### 1．電動歯ブラシの試用を提案する.

　**変化！** 電動歯ブラシを購入して使用を開始する.「手用歯ブラシで磨くよりもツルツルした感じがする」と効果を実感している.歯肉の炎症が軽減し，歯肉縁下歯石が見えはじめる.自ら新たな電動歯ブラシの購入を検討しはじめる.

### 2．運動機能に合わせたブラッシング方法と歯ブラシの持ち方の検討・支援（図8-6，7）.

　**変化！** 全顎に歯ブラシを当てられるようになり，「電動歯ブラシを使うようになり楽になった.落ち込んでいたのが嘘のよう！」と明るい発言がある.全顎的にプラーク付着量が減少する.

### 3．歯間ブラシの支援

　カーブがついた歯間ブラシに変更し，短めに把持することで動きを安定させる.
　**変化！** PCR は 20％台に安定する.「歯医者に来るのは嫌で仕方がなかったが，いまは楽しみ」と語ってくれる.

4．笑気吸入鎮静法下で，歯科医師に局所麻酔を実施してもらい，無痛下でSRPを行う．

＊ボバースらの反射抑制肢位（姿勢緊張調整パターン）を応用して，SRP時の姿勢を整える．

**変化!** 「笑気は嘔吐反射もなく楽です」と発言があり，笑気吸入鎮静法の効果が認められる．歯周治療後，「歯が動かなくなった」と変化を実感．PTCや歯肉縁下デブライドメントは，笑気吸入鎮静法を用いなくてもできるようになる．

- - - - - - - - - - - - - - - - - - - - - - - - - - - - - - - - - -

**歯科衛生評価**

**■歯科衛生診断1　目標：歯の喪失に対する不安が解消する**

BOP 9.3％，4〜6mmの歯周ポケットが0.6％になり（**図8-8，9**）症状は安定．歯周治療後「歯が動かなくなった」の発言から，歯の喪失への不安も解消したため全面達成．しかし，BOPの消失までさらなる介入が必要．

**■歯科衛生診断2　目標：モチベーションが向上する**

電動歯ブラシを用いることによってプラークコントロールの効果を実感し，「電動歯ブラシを使うようになり楽になった．落ち込んでいたのが嘘のよう！」の発言から自己効力感も得られて自信につながっている様子がうかがえる．自らブラッシング方法を工夫したり，清掃器具を探したり，積極的に歯科保健行動がとれるようになったため全面達成．

**■歯科衛生診断3　目標：プラーク付着が減少する**

セルフケアが向上してPCR 23.1％に改善したが，歯間部のプラークコントロールが十分に行えず，目標値の20％に至らなかったため部分達成．歯間部の清掃管理は，今後の継続課題とする．

**■歯科衛生診断4　目標：歯科治療への不安がなくなる**

「通院が楽しみ」の発言から，安心して通院し，歯科治療が受けられるようになったため全面達成．

**■その他**

口腔内が改善すると同時に表情が明るくなり，前向きな言動が多くなる．運動機能や全身状態が悪化するなか，歯科診療をとおしてう蝕や歯周病が改善し，自己健康管理が向上したことが，患者の健康に対する不安・悩みが解消され，QOLが向上した結果と考えられる．

**■今　後**

年齢的には今後ますます筋緊張が強くなり，全身の運動機能の低下や精神面の低下など，二次的な障害が予想される．課題である歯間部の清掃は，運動機能の向上を目指した支援ではなく，運動機能に合わせた操作性のよい口腔清掃器具を検討し支援していく必要がある．対象者の生活環境や全身状態，ニーズなどの情報を収集し，再アセスメントしながら計画の見直しをはかる．

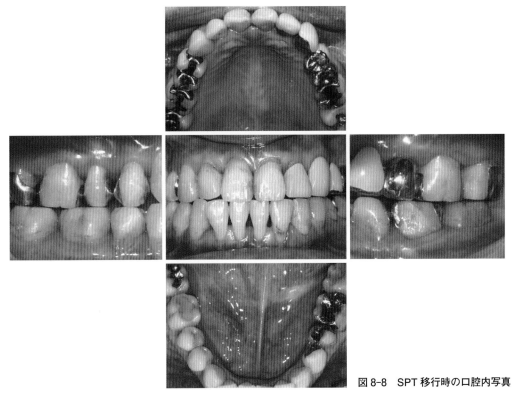

**図 8-8　SPT 移行時の口腔内写真**

| プラーク付着 | ■ | | ■ | ■ | ■ | | | | ■ | | | ✕ | | | ■ |
|---|---|---|---|---|---|---|---|---|---|---|---|---|---|---|---|
| PD<br>BOP | 222<br>323 | 222<br>323 | 212<br>222 | 212<br>223 | 212<br>222 | 212<br>222 | 212<br>222 | 212<br>323 | 212<br>222 | 212<br>222 | ✕ | 313<br>212 | 222<br>224 | 223<br>323 |
| 動揺度 | | | | | | | 1 | 1 | 1 | | ✕ | | | |
| | **7** | **6** | **5** | **4** | **3** | **2** | **1** | **1** | **2** | **3** | **4** | **5** | **6** | **7** |
| 動揺度 | | | | | | | 1 | 1 | 1 | | | | | |
| PD<br>BOP | 333<br>323 | 322<br>322 | 222<br>212 | 212<br>213 | 211<br>213 | 111<br>212 | 111<br>212 | 211<br>112 | 212<br>212 | 211<br>211 | 112<br>112 | 222<br>212 | 223<br>222 | 323<br>222 |
| プラーク付着 | | | ■ | | | ■ | | ■ | | ■ | ■ | ■ | | |

**図 8-9　SPT 移行時の歯周組織検査**
PCR 23.1%，BOP 9.3%，1～3mm 99.4%，4～6mm 0.6%，PD 平均 1.9mm.

# CS 事例 2　ダウン症候群患者

**歯科衛生アセスメント**

■**患者概要**

23歳，男性，ダウン症候群

■**主訴・要望**

S：口臭が気になる．自分で磨けるようになってほしい（保護者の要望）．

■**歯科的既往歴**

O：5年前まで近医にて歯科治療を行っていたが，心疾患があり，これ以上の治療は困難といわれた．

■**全身状態**

O：心室中隔欠損（完治），肺高血圧症，大動脈弁閉鎖不全，先天性白内障．

O：視力は0.06程度で弱視（視力はあるが，近づかないとものが見えない．眼鏡での矯正は不可）．

O：常用薬はなし．

O：ADLは自立し，会話も成立する．

O：ピアジェの認知発達段階は，具体的操作の段階（6，7〜11，12歳）．

O：手指機能は，箸を上手に使いこなせる．

■**社会・心理・行動面**

S：小さい頃，大勢に抑えられて治療を受けたため，怖がって通院できなくなった経験がある．

O：検査時は，新しい場面や器具・器材に対して「次は何するの？」と確認する．

■**家族歴**

S：母親に歯周病の既往があるが，歯周病に関する知識には乏しい．

■**口腔内所見**

O：（**図8-10，11**）

■**口腔清掃**

S：毎食後1日3回のブラッシング習慣が確立している．

S：歯磨剤とデンタルリンスを使用している．

S：保護者による仕上げ磨きや働きかけは，自立を促す意味で12歳以降行っていない．

S：家庭では電動歯ブラシ，通園施設では黒い毛の歯ブラシを使用している．黒い毛の歯ブラシは，歯磨剤とのコントラストを明瞭にするために母親が選択している．

S：個別の歯科保健指導を受けた経験はない．

S：右利きである．

O：歯ブラシを執筆状に把持し，唇・頬側面を中心に弱い歯磨圧で横磨きを行っている．

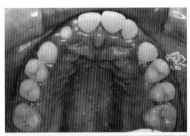
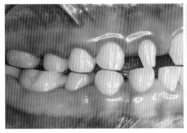
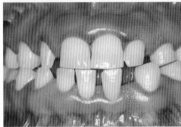
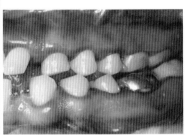
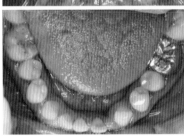

**図 8-10　初診時の口腔内写真**
　全顎的に歯肉縁下歯石が沈着し，歯間乳頭部および辺縁歯肉の発赤・腫脹を認める．上下顎臼歯部には食片圧入が認められ，強い歯肉の炎症を認める．⌐6̲全部金属冠歯頸部に $C_2$，唾液量は少ない．

| | 7 | 6 | 5 | 4 | 3 | 2 | 1 | 1 | 2 | 3 | 4 | 5 | 6 | 7 |
|---|---|---|---|---|---|---|---|---|---|---|---|---|---|---|
| プラーク付着 | ✕ | | | | | | | | | | | | | |
| PD | | 333 | 333 | 323 | 334 | 323 | 222 | 222 | 322 | 322 | 424 | 455 | 533 | 345 |
| BOP | | 424 | 334 | 434 | 424 | 424 | 444 | 342 | 232 | 344 | 444 | 444 | 534 | 434 |
| 動揺度 | | 0 | 0 | 0 | 1 | 1 | 0 | 0 | 0 | 1 | 1 | 1 | 0 | |
| | 7 | 6 | 5 | 4 | 3 | 2 | 1 | 1 | 2 | 3 | 4 | 5 | 6 | 7 |
| 動揺度 | | 0 | 0 | 0 | 0 | 0 | 1 | 1 | ✕ | 1 | 0 | 0 | 1 | 0 |
| PD | 455 | 535 | 434 | 324 | 323 | 222 | 222 | 222 | ✕ | 323 | 334 | 445 | 544 | 455 |
| BOP | 445 | 434 | 424 | 323 | 323 | 423 | 433 | 422 | ✕ | 223 | 424 | 444 | 525 | 535 |
| プラーク付着 | | | | | | | | | ✕ | | | | | |

**図 8-11　初診時の歯周組織検査**
　PCR 81.7%，BOP 54.5%，1〜3mm 55.1%，4〜6mm 44.9%，PD 平均 3.3mm.

○：上下左右表裏の空間認知や歯・歯肉などのボディイメージはあり，模倣誘導下で全顎を磨くことができる．

○：PCR 81.7%

## 分析・解釈

・心室中隔欠損は完治しているが，歯科治療時に抗菌薬の術前投与を必要とする可能性があるため，主治医に照会する必要がある．また，歯周病が重症化すれば，感染性心内膜炎のリスクが高まる可能性がある．

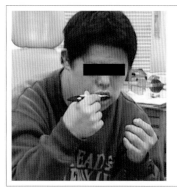

- PCR値が高い理由としては，歯ブラシの持ち方や筋緊張低下（ダウン症候群の特徴）によって，歯磨圧が弱く，歯頸部に毛先が届かないことが考えられる．その結果，プラークコントロール不良となり，歯周炎ならびに6⌋歯頸部う蝕を発症したと考えられる．

- 具体的に理解できる範囲のものに関しては，論理的な操作によって思考したり推理したりすることができる発達段階にあり，具体的でイメージしやすい手法を用いて支援すれば，適切な保健行動を身につけることが可能と思われる．

**図8-12　ブラッシングに関する分析・解釈**

- 保護者は歯周病に対する知識が乏しく，また，疾患特性（ダウン症候群は歯周病の罹患率が高い，歯周病と心疾患への影響など）や個体特性（発達レベル，口腔内の状況など）に応じた歯科保健行動の支援の必要性を認識していなかったと思われる．そのため本人任せとなり，自己健康管理に必要な知識や技術を身につける機会が得られなかった可能性が高い．
- ブラッシングに関しては**図8-12**参照．
- 食片圧入は，歯間空隙が認められ，補助器具を使用して清掃していないために残存していると考えられる．
- 過去の怖い歯科治療経験から，新しい環境や場面に対して不安をもっているのではないか．また，弱視のために視覚情報が得られにくく，不安を増長させていることも考えられる．

**歯科衛生診断**

1　歯周組織の炎症ならびにう蝕に関連した感染性心内膜炎のリスク
2　口腔衛生に関する保護者の監督不足に関連した知識・経験不足
3　歯間部や歯頸部の清掃不良に関連したプラークの付着
4　過去の歯科治療時の恐怖に関連した不安

**歯科衛生計画立案**

## 歯科衛生診断1　歯周組織の炎症ならびにう蝕に関連した感染性心内膜炎のリスク

■**目　標**

歯科疾患による感染性心内膜炎のリスクが低下する

■**歯科衛生介入**

①口臭の原因や歯周病ならびにう蝕の原因と治療の重要性を説明する．
②PTC，歯肉縁上歯石除去，SRPを実施する．
③歯科治療時における抗菌薬服用の有無について，主治医への照会の必要性について歯科医師に報告する．術前の服用が必要な場合は，SRP前には忘れずに抗菌薬を服用するよう，保護者に指導する．

④う蝕が認められるため，歯科医師に報告する．

■期待される結果

①口臭がなくなる（3カ月）．

②BOP が 54.5％から 20％以下へ減少する（6カ月）．

③歯科疾患による感染性心内膜炎のリスクが低下する（6カ月）．

④4～6mm の歯周ポケットが 44.9％から 10％以下に減少（1年以内）．

⑤う蝕が予防できる（1年以内）．

## 歯科衛生診断 2　口腔衛生に関する保護者の監督不足に関連した知識・経験不足

■目　標

適切な保健行動がとれる

■歯科衛生介入

①セルフケアの向上には保護者の協力が必要であることを説明する．

②具体的な支援場面をチェアサイドでみてもらう．

③家庭における支援方法を説明する．

■期待される結果

①保護者が支援の必要性を理解し，家庭で働きかけるようになる（1カ月以内）．

②保護者の見守りがなくても自分で清掃管理できるようになる（6カ月以内）．

## 歯科衛生診断 3　歯間部や歯頸部の清掃不良に関連したプラークの付着

■目　標

プラークが減少する

■歯科衛生介入

①プラークの為害性やブラッシングの必要性を説明する．

②電動歯ブラシを用いた適切なブラッシング方法を支援する．

③歯間ブラシの使用目的，使用方法を支援する．

■期待される結果

①プラーク＝細菌であることを認識し，染色部位を磨ける（2カ月以内）．

②歯磨圧をかけながら磨き，歯頸部のプラークを除去できる（6カ月以内）．

③歯間ブラシを使用し，歯間部の清掃ができるようになる（9カ月以内）．

④PCR が 81.7％から 20％に減少する（1年以内）．

## 歯科衛生診断 4　過去の歯科治療時の恐怖に関連した不安

■目　標

歯科治療時の不安がなくなる

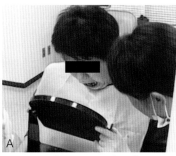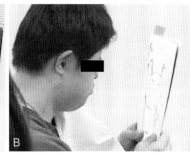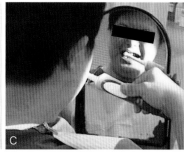

**図 8-13　プラークの認識とブラッシングの重要性**
　A：2色性の染色剤を使用し，どこにプラークがついているか確認する．B：細菌の絵を見せて染色部位はプラーク＝細菌であり，その為害性とブラッシングで除去できることを説明する．C：染色部位を見ながらブラッシングを行う．

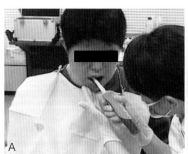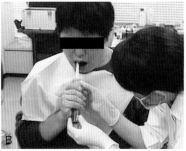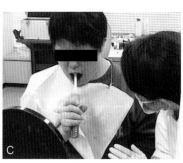

**図 8-14　電動歯ブラシによる歯磨圧と磨き方の支援**
　A：歯ブラシが当たる感覚（歯磨圧）を体感してもらう．B：手添えで歯ブラシを当てる感覚を自ら体験してもらう．C：1人で歯ブラシを当ててみる．うまくできたときには十分に賞賛する．

■歯科衛生介入

①行動療法を用いて，診療場面に慣れさせていく．

②場面ごとに課題を達成したら，十分に賞賛する．

■期待される結果

①診療の流れを理解し，安心して受診できるようになる（3カ月以内）．

**歯科衛生介入**

**1．プラークの為害性とブラッシングの重要性について説明し，モチベーションを高める（図8-13）．**

　**変化！**　染色部位を確認しながら磨ける．また，長時間意識して磨くようになる．

**2．電動歯ブラシを用いて，圧をかけながら磨く方法を支援（図8-14）．**

　**変化！**　歯磨圧は強くなり，歯頸部のプラークが除去できるようになる．また，舌側や口蓋側を含む全顎を意識して磨けるようになる．家族で電動歯ブラシを使用するようになる．

**3．歯間ブラシの使用目的と使用方法について支援（図8-15）．**

　**変化！**　「自分でやる！」と意欲的に取り組み，歯間ブラシも全顎に使用できるようになる．さらに，自らD字型ホルダー付デンタルフロスを購入して使用しはじめる．

**4．歯科医師に局所麻酔を実施してもらい，6回に分けてSRPを行う（図8-16）．**

　**変化！**　診療の流れがわかるようになり，診療場面が切り替わっても安心して治療が受けられるようになる．保護者から「口臭が全くなくなった！」と喜びの声があがる．また，母親から積

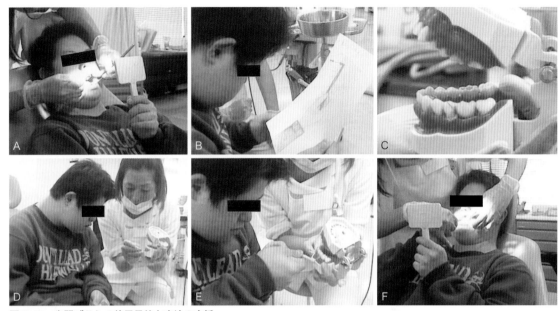

**図 8-15　歯間ブラシの使用目的と方法の支援**
　A：歯間部にプラークが残っていることを確認する．B：歯間ブラシを使用している絵を見せて器具を紹介する．C：緑色のフロスを食物残渣に見たてて歯間部に食渣が圧入している媒体を製作する．D：歯間ブラシで除去する様子を見せると「わかってきた！歯の食べかすを取れば凄く気持ちいい！」と使用目的に気づくことができる．E：顎模型で使用方法を体験する．F：実際に口腔内で使用方法を手添えで練習する．

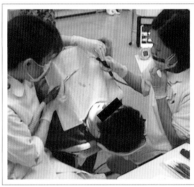

- 観血的処置時は一過性菌血症によって，感染性心内膜炎のリスクが上昇するため，術前に抗菌薬を処方してもらい服薬を指導する．

- はじめに診療の流れを説明して，見通しをつけさせる．

- 視覚に配慮し，色のあるエプロンを背景にTSD法によって器具の説明を行う．

- TSD法や婉曲話法，カウント法などを用いて，不安を軽減させながら進める．

**図 8-16　行動療法を用いて SRP に導く**

　　極的に歯周病に関する質問があがるようになる．

**歯科衛生評価**　■歯科衛生診断1　目標：歯科疾患による感染性心内膜炎のリスクが低下する

BOP 0%，PD 1〜3mm 100%と歯周組織は改善し（**図 8-17，18**），主訴であった口臭も消失する．プラークに起因するカリエスリスクも減少し，感染性心内膜炎のリスクが低減した．治療も安全に行えたため全面達成．今後も全身状態の変化に留意し，モチベーションの維持と定期的な予防管理による経過観察が必要である．

　■歯科衛生診断2　目標：適切な保健行動がとれる

学習環境を整備することによって，問題点に対する解決方法に自ら気づき，全顎を意識したブラッシングや歯間ブラシによる清掃の習慣が確立する．また，自らフロ

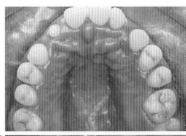
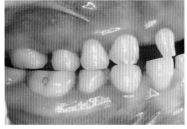
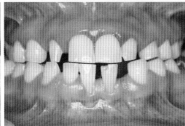
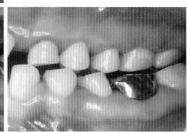
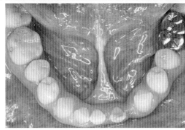

**図 8-17　SPT 移行時の口腔内写真**

| | 7 | 6 | 5 | 4 | 3 | 2 | 1 | 1 | 2 | 3 | 4 | 5 | 6 | 7 |
|---|---|---|---|---|---|---|---|---|---|---|---|---|---|---|
| プラーク付着 | × | ■ | | | | | | | | | | | ■ | ■ |
| PD<br>BOP | ×<br>× | 213<br>223 | 312<br>222 | 211<br>222 | 112<br>222 | 212<br>222 | 211<br>222 | 122<br>222 | 222<br>222 | 222<br>222 | 222<br>222 | 212<br>232 | 223<br>323 | 222<br>322 |
| 動揺度 | | 0 | 0 | 0 | 1 | 1 | 0 | 0 | 0 | 1 | 1 | 1 | 1 | 0 |

| | 7 | 6 | 5 | 4 | 3 | 2 | 1 | 1 | 2 | 3 | 4 | 5 | 6 | 7 |
|---|---|---|---|---|---|---|---|---|---|---|---|---|---|---|
| 動揺度 | 0 | 0 | 0 | 0 | 0 | 0 | 1 | 1 | × | 1 | 0 | 0 | 1 | 0 |
| PD<br>BOP | 222<br>223 | 222<br>223 | 212<br>222 | 222<br>212 | 212<br>212 | 111<br>112 | 111<br>211 | 111<br>111 | ×<br>× | 212<br>112 | 222<br>212 | 222<br>212 | 222<br>223 | 222<br>212 |
| プラーク付着 | | ■ | | ■ | | | ■ | | × | | ■ | | | |

**図 8-18　SPT 移行時の歯周組織検査**
　PCR 19.2％，BOP 0％，1〜3mm 100％，PD 平均 1.8mm.

スを使用しはじめ，積極的に保健行動に取り組めるようになったため全面達成.

■**歯科衛生診断3　目標：プラークが減少する**

適切な歯磨圧でブラッシングができるようになり，歯間ブラシによる清掃習慣が確立（**図 8-19**）．PCR 19.2％，食片圧入も改善したため全面達成．しかし，唾液の分泌量が少なく，歯肉退縮による歯根露出が認められるため，カリエスリスクは依然として高い．湿潤効果のある洗口剤やフッ化物配合歯磨剤を使用することを検討していく．

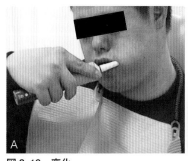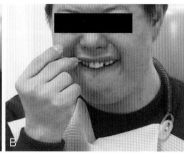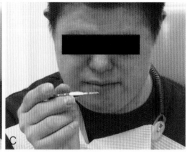

**図8-19　変化**
　A：しっかりと指先に力を入れて，全顎を意識して磨くようになる．B：歯間ブラシも1箇所ずつ上手に使いこなせるようになる．C：プラークが取れたか確認しながら清掃ができる．

■**歯科衛生診断4　目標：歯科治療時の不安がなくなる**

歯科診療の流れが分かるようになり，不安なく歯科治療を受けられるようになったため全面達成．

■**その他**

主訴が改善し，保護者の歯周治療に対する関心が高まり，家族で電動歯ブラシを使用するなどの行動変容もみられた．

■**今　後**

適切な保健行動が身につき，プラークコントロールは向上したが，ダウン症候群には退行現象が認められることがあるため，定期的にブラッシング能力を評価し，能力に合わせた口腔清掃器具やブラッシング方法を検討していく．

**参 考 文 献**

1）下野正基監修，佐藤陽子，齋藤　淳編著：歯科衛生ケアプロセス．医歯薬出版，東京，2007.
2）社団法人日本歯科衛生士会監修：歯科衛生士のための摂食・嚥下リハビリテーション．医歯薬出版，東京，2011.
3）American Dental Hyginists' Association：Standards for Clinical Dental Hygiene Practice. American Dental Hygienists' Association, Chicago, 2008.

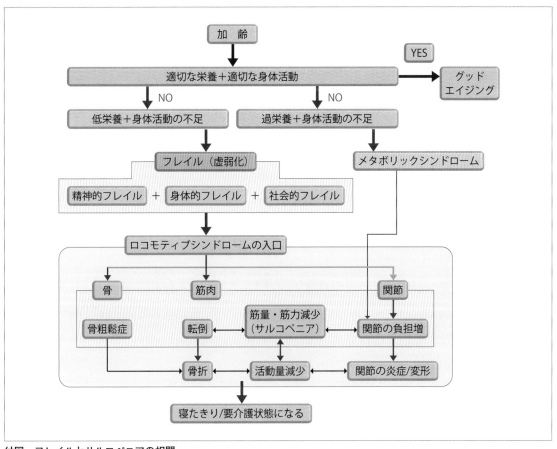

**付図　フレイルとサルコペニアの相関**

（「アクティブシニア「食と栄養」研究会：ロコモ対策　ロコモティブシンドロームとは」を参考にして作成）

## 付表　身体障害者障害程度等級表（身体障害者福祉法施行規則　別表第 5 号）

| 級別 | 視 覚 障 害 | 聴覚または平衡機能の障害 | | 音声機能,言語機能または咀嚼機能の障害 | 肢　　体 |
| --- | --- | --- | --- | --- | --- |
| | | 聴 覚 障 害 | 平衡機能障害 | | 上 　 肢 |
| 1級 | 視力の良い方の眼の視力（万国式試視力表によって測ったものをいい，屈折異常のある者については，矯正視力について測ったものをいう．以下同じ）が 0.01 以下のもの | | | | 1. 両上肢の機能を全廃したもの<br>2. 両上肢を手関節以上で欠くもの |
| 2級 | 1. 視力の良い方の眼の視力が 0.02 以上 0.03 以下のもの<br>2. 視力の良い方の眼の視力が 0.04 かつ他方の眼の視力が手動弁以下のもの<br>3. 周辺視野角度（I/4 視標による．以下同じ）の総和が左右眼それぞれ 80 度以下かつ両眼中心視野角度（I/2 視標による．以下同じ）が 28 度以下のもの<br>4. 両眼開放視認点数が 70 点以下かつ両眼中心視野視認点数が 20 点以下のもの | 両耳の聴力レベルがそれぞれ 100 デシベル以上のもの（両耳全ろう） | | | 1. 両上肢の機能の著しい障害<br>2. 両上肢のすべての指を欠くもの<br>3. 一上肢を上腕の 2 分の 1 以上で欠くもの<br>4. 一上肢の機能を全廃したもの |
| 3級 | 1. 視力の良い方の眼の視力が 0.04 以上 0.07 以下のもの（2 級の 2 に該当するものを除く）<br>2. 視力の良い方の眼の視力が 0.08 かつ他方の眼の視力が手動弁以下のもの<br>3. 周辺視野角度の総和が左右眼それぞれ 80 度以下かつ両眼中心視野角度が 56 度以下のもの<br>4. 両眼開放視認点数が 70 点以下かつ両眼中心視野視認点数が 40 点以下のもの | 両耳の聴力レベルが 90 デシベル以上のもの（耳介に接しなければ大声語を理解し得ないもの） | 平衡機能の極めて著しい障害 | 音声機能，言語機能，または咀嚼機能の喪失 | 1. 両上肢のおや指およびひとさし指を欠くもの<br>2. 両上肢のおや指およびひとさし指の機能を全廃したもの<br>3. 一上肢の機能の著しい障害<br>4. 一上肢のすべての指を欠くもの<br>5. 一上肢のすべての指の機能を全廃したもの |
| 4級 | 1. 視力の良い方の眼の視力が 0.08 以上 0.1 以下のもの（3 級の 2 に該当するものを除く）<br>2. 周辺視野角度の総和が左右眼それぞれ 80 度以下のもの<br>3. 両眼開放視認点数が 70 点以下のもの | 1. 両耳の聴力レベルが 80 デシベル以上のもの（耳介に接しなければ話声語を理解し得ないもの）<br>2. 両耳による普通話声の最良の語音明瞭度が 50%以下のもの | | 音声機能，言語機能，または咀嚼機能の著しい障害 | 1. 両上肢のおや指を欠くもの<br>2. 両上肢のおや指の機能を全廃したもの<br>3. 一上肢の肩関節，肘関節または手関節のうち，いずれか一関節の機能を全廃したもの<br>4. 一上肢のおや指およびひとさし指を欠くもの<br>5. 一上肢のおや指およびひとさし指の機能を全廃したもの<br>6. おや指またはひとさし指を含めて一上肢の三指を欠くもの<br>7. おや指またはひとさし指を含めて一上肢の三指の機能を全廃したもの<br>8. おや指またはひとさし指を含めて一上肢の四指の機能の著しい障害 |
| 5級 | 1. 視力の良い方の眼の視力が 0.2 かつ他方の眼の視力が 0.02 以下のもの<br>2. 両眼による視野の 2 分の 1 以上が欠けているもの<br>3. 両眼中心視野角度が 56 度以下のもの<br>4. 両眼開放視認点数が 70 点を超えかつ 100 点以下のもの<br>5. 両眼中心視野視認点数が 40 点以下のもの | | 平衡機能の著しい障害 | | 1. 両上肢のおや指の機能の著しい障害<br>2. 一上肢の肩関節，肘関節または手関節のうち，いずれか一関節の機能の著しい障害<br>3. 一上肢のおや指を欠くもの<br>4. 一上肢のおや指の機能を全廃したもの<br>5. 一上肢のおや指およびひとさし指の機能の著しい障害<br>6. おや指またはひとさし指を含めて一上肢の三指の機能の著しい障害 |
| 6級 | 視力の良い方の眼の視力が 0.3 以上 0.6 以下かつ他方の眼の視力が 0.02 以下のもの | 1. 両耳の聴力レベルが 70 デシベル以上のもの（40cm 以上の距離で発声された会話語を理解し得ないもの）<br>2. 一側耳の聴力レベルが 90 デシベル以上，他側耳の聴力レベルが 50 デシベル以上のもの | | | 1. 一上肢のおや指の機能の著しい障害<br>2. ひとさし指を含めて一上肢の二指を欠くもの<br>3. ひとさし指を含めて一上肢の二指の機能を全廃したもの |
| 7級 | | | | | 1. 一上肢の機能の軽度の障害<br>2. 一上肢の肩関節，肘関節または手関節のうち，いずれか一関節の機能の軽度の障害<br>3. 一上肢の手指の機能の軽度の障害<br>4. ひとさし指を含めて一上肢の二指の機能の著しい障害<br>5. 一上肢の中指，薬指および小指を欠くもの<br>6. 一上肢の中指，薬指および小指の機能を全廃したもの |

| 不自由 | | 乳幼児期以前の非進行性の脳病変による運動機能障害 | | 心臓，腎臓もしくは呼吸器または膀胱もしくは直腸，小腸，ヒト免疫不全ウイルスによる免疫もしくは肝臓の機能の障害 | | |
|---|---|---|---|---|---|---|
| 下肢 | 体幹 | 上肢機能 | 移動機能 | 心臓機能障害／腎臓機能障害／呼吸器機能障害／膀胱または直腸機能障害／小腸機能障害 | ヒト免疫不全ウイルスによる免疫機能障害 | 肝臓機能障害 |
| 1. 両下肢の機能を全廃したもの<br>2. 両下肢を大腿の2分の1以上で欠くもの | 体幹の機能障害により坐っていることができないもの | 不随意運動・失調などにより上肢を使用する日常生活動作がほとんど不可能なもの | 不随意運動・失調などにより歩行が不可能なもの | それぞれの機能の障害により自己の身辺の日常生活活動が極度に制限されるもの | ヒト免疫不全ウイルスによる免疫の機能の障害により日常生活がほとんど不可能なもの | 肝臓の機能の障害により日常生活活動がほとんど不可能なもの |
| 1. 両下肢の機能の著しい障害<br>2. 両下肢を下腿の2分の1以上で欠くもの | 1. 体幹の機能障害により坐位または起立位の保持が困難なもの<br>2. 体幹の機能障害により立ち上がることが困難なもの | 不随意運動・失調などにより上肢を使用する日常生活動作が極度に制限されるもの | 不随意運動・失調などにより歩行が極度に制限されるもの |  | ヒト免疫不全ウイルスによる免疫の機能の障害により日常生活が極度に制限されるもの | 肝臓の機能の障害により日常生活活動が極度に制限されるもの |
| 1. 両下肢をショパー関節以上で欠くもの<br>2. 一下肢を大腿の2分の1以上で欠くもの<br>3. 一下肢の機能を全廃したもの | 体幹の機能障害により歩行が困難なもの | 不随意運動・失調などにより上肢を使用する日常生活動作が著しく制限されるもの | 不随意運動・失調などにより歩行が家庭内での日常生活活動に制限されるもの | それぞれの機能の障害により家庭内での日常生活活動が著しく制限されるもの | ヒト免疫不全ウイルスによる免疫の機能の障害により日常生活が著しく制限されるもの（社会での日常生活活動が著しく制限されるものを除く） | 肝臓の機能の障害により日常生活活動が著しく制限されるもの（社会での日常生活活動が著しく制限されるものを除く） |
| 1. 両下肢のすべての指を欠くもの<br>2. 両下肢のすべての指の機能を全廃したもの<br>3. 一下肢を下腿の2分の1以上で欠くもの<br>4. 一下肢の機能の著しい障害<br>5. 一下肢の股関節または膝関節の機能を全廃したもの<br>6. 一下肢が健側に比して10cm以上または健側の長さの10分の1以上短いもの |  | 不随意運動・失調などによる上肢の機能障害により社会での日常生活活動が著しく制限されるもの | 不随意運動・失調などにより社会での日常生活活動が著しく制限されるもの | それぞれの機能の障害により社会での日常生活活動が著しく制限されるもの | ヒト免疫不全ウイルスによる免疫の機能の障害により社会での日常生活活動が著しく制限されるもの | 肝臓の機能の障害により社会での日常生活活動が著しく制限されるもの |
| 1. 一下肢の股関節または膝関節の機能の著しい障害<br>2. 一下肢の足関節の機能を全廃したもの<br>3. 一下肢が健側に比して5cm以上または健側の長さの15分の1以上短いもの | 体幹の機能の著しい障害 | 不随意運動・失調などによる上肢の機能障害により社会での日常生活活動に支障のあるもの | 不随意運動・失調などにより社会での日常生活活動に支障のあるもの |  |  |  |
| 1. 一下肢をリスフラン関節以上で欠くもの<br>2. 一下肢の足関節の機能の著しい障害 |  | 不随意運動・失調などにより上肢の機能の劣るもの | 不随意運動・失調などにより移動機能の劣るもの |  |  |  |
| 1. 両下肢のすべての指の機能の著しい障害<br>2. 一下肢の機能の軽度の障害<br>3. 一下肢の股関節，膝関節または足関節のうち，いずれか一関節の機能の軽度の障害<br>4. 一下肢のすべての指を欠くもの<br>5. 一下肢のすべての指の機能を全廃したもの<br>6. 一下肢が健側に比して3cm以上または健側の長さの20分の1以上短いもの |  | 上肢に不随意運動・失調などを有するもの | 下肢に不随意運動・失調などを有するもの |  |  |  |

備考
1. 同一の等級について2つの重複する障害がある場合は，1級上の級とする．ただし2つの重複する障害が特に本表中に指定せられているものは，該当等級とする．
2. 肢体不自由においては，7級に該当する障害が2以上重複する場合は，6級とする．
3. 異なる等級について2以上の重複する障害がある場合については，障害の程度を勘案して当該等級より上位の級とすることができる．
4. 「指を欠くもの」とは，おや指については指骨間関節，その他の指については第一指骨間関節以上を欠くものをいう．
5. 「指の機能障害」とは，中手指節関節以下の障害をいい，おや指については，対抗運動障害をも含むものとする．
6. 上肢または下肢欠損の断端の長さは，実用長（上腕においては腋窩より，大腿においては坐骨結節の高さより計測したもの）をもって計測したものをいう．
7. 下肢の長さは，前腸骨棘より内くるぶし下端までを計測したものをいう．

【著者略歴】（執筆順）

## 向井　美惠
むかい　よしはる

1973 年　大阪歯科大学卒業
1981 年　昭和大学歯学部小児歯科学教室講師
1989 年　昭和大学歯学部口腔衛生学教室助教授
1997 年　昭和大学歯学部口腔衛生学教室教授
2013 年　昭和大学名誉教授

## 佐藤　陽子
さとう　ようこ

1983 年　宮城歯科衛生士学院卒業
1983 年　歯科診療所勤務
1997 年　多賀城市役所健康長寿課保健予防係勤務
2001 年　宮城高等歯科衛生士学院専任教員
2003 年　宮城高等歯科衛生士学院教務主任
2007 年　東北大学大学院歯学研究科修士課程修了
　　　　　（口腔科学修士）

## 井樋加奈子
いびかなこ

2005 年　日本大学松戸歯学部附属歯科衛生専門学
　　　　　校卒業
2005 年　日本大学松戸歯学部付属病院勤務
2011 年　日本障害者歯科学会認定歯科衛生士取得

## 千綿かおる
ちわた

1998 年　エイズ予防財団リサーチレジデント
2005 年　筑波大学大学院修士課程教育研究科修了
2007 年　静岡県立大学短期大学部歯科衛生学科講師
2009 年　筑波大学大学院博士課程人間総合科学研
　　　　　究科修了
2010 年　九州歯科大学歯学部口腔保健学科口腔環
　　　　　境学講座教授
2012 年　九州歯科大学歯学部口腔保健学科口腔機
　　　　　能支援学講座教授（〜 2015 年）

## 篠塚　修
しのづか　おさむ

1979 年　東京医科歯科大学歯学部卒業
1983 年　東京医科歯科大学大学院歯学研究科修了
1983 年　東京医科歯科大学歯学部附属病院障害者
　　　　　歯科治療部助手
1990 年　東京医科歯科大学歯学部附属病院障害者
　　　　　歯科治療部講師
1999 年　東京医科歯科大学大学院医歯学総合研究
　　　　　科障害者歯科学分野講師
2010 年　東京医科歯科大学大学院医歯学総合研究
　　　　　科障害者歯科学分野准教授（〜 2019 年）
2020 年　東京医科歯科大学非常勤講師

## 小笠原　正
おがさわら　ただし

1983 年　松本歯科大学卒業
1990 年　松本歯科大学歯学部講師（障害者歯科学
　　　　　講座）
2000 年　松本歯科大学歯学部助教授
2007 年　松本歯科大学病院・大学院教授
2008 年　松本歯科大学歯学部教授
2022 年　よこすな歯科クリニック院長

## 田中　陽子
たなか　ようこ

1998 年　日本大学松戸歯学部卒業
2002 年　日本大学大学院松戸歯学研究科卒業
2002 年　日本大学助手（松戸歯学部・障害者歯科
　　　　　学講座）
2006 年　日本大学専任講師（松戸歯学部・障害者
　　　　　歯科学講座）

## 秋山　茂久
あきやま　しげひさ

1991 年　大阪大学歯学部卒業
1996 年　大阪大学歯学部附属病院障害者歯科治療
　　　　　部助手
2003 年　大阪大学歯学部附属病院障害者歯科治療
　　　　　部助教授
2007 年　大阪大学歯学部附属病院障害者歯科治療
　　　　　部准教授

## 大岡　貴史
おおおか　たかふみ

2003 年　北海道大学歯学部卒業
2007 年　昭和大学大学院歯学研究科修了
2007 年　昭和大学歯学部助教
2010 年　University of Sydney Westmead Hospital
　　　　　Visiting scholar
2011 年　昭和大学歯学部講師
2015 年　明海大学歯学部准教授
2018 年　明海大学歯学部教授

## 村上　旬平
むらかみ　じゅんぺい

1998 年　大阪大学歯学部卒業
2002 年　大阪大学大学院歯学研究科修了
2003 年　大阪大学歯学部附属病院障害者歯科治療
　　　　　部助手
2007 年　大阪大学歯学部附属病院障害者歯科治療
　　　　　部助教
2016 年　大阪大学歯学部附属病院障害者歯科治療
　　　　　部講師

## 角谷久美代
かどたにくみよ

1975 年　大阪府立公衆衛生学院歯科衛生学科卒業
1975 年　大阪府立身体障害者福祉センター附属病
　　　　　院歯科勤務
2007 年　大阪府立急性期・総合医療センター障が
　　　　　い者歯科勤務
2008 年　日本障害者歯科学会指導歯科衛生士委嘱
2009 年　日本歯科衛生士会認定歯科衛生士（認定
　　　　　分野：障害者歯科）取得
2017 年　大阪府立病院機構 大阪急性期・総合医療
　　　　　センター医療技術部歯科衛生室（〜2020年）

## 金髙　洋子

| | |
|---|---|
| 1979 年 | 大阪府立公衆衛生専門学校歯科衛生科卒業 |
| 1979 年 | 大阪府立身体障害者福祉センター附属病院歯科勤務 |
| 2007 年 | 大阪府立急性期・総合医療センター障がい者歯科勤務 |
| 2009 年 | 日本歯科衛生士会認定歯科衛生士（認定分野：障害者歯科）取得 |
| 2009 年 | 日本障害者歯科学会指導歯科衛生士取得 |
| 2017 年 | 大阪府立病院機構　大阪急性期・総合医療センター医療技術部歯科衛生室主任 |

## 藤原　富江

| | |
|---|---|
| 1991 年 | 大阪府立公衆衛生専門学校歯科衛生科卒業 |
| 1994 年 | 大阪府立身体障害者福祉センター附属病院歯科勤務 |
| 2007 年 | 大阪府立急性期・総合医療センター障がい者歯科勤務 |
| 2009 年 | 日本歯科衛生士会認定歯科衛生士（認定分野：障害者歯科）取得 |
| 2009 年 | 日本障害者歯科学会指導歯科衛生士取得 |
| 2017 年 | 大阪急性期・総合医療センター医療技術部歯科衛生室 |
| 2018 年 | 大阪府立病院機構　大阪急性期・総合医療センター医療技術部歯科衛生室主任 |

## 溝口理知子

| | |
|---|---|
| 1975 年 | 熊本県歯科衛生士学院（現熊本歯科衛生士専門学校）卒業 |
| 1975 年 | 開業医勤務 |
| 1984 年 | フリーランス（救急医療センター，保健所，開業医など） |
| 1996 年 | 豊田市こども発達センターのぞみ診療所勤務 |
| 2003 年 | 豊田市こども発達センターのぞみ診療所主任 |
| 2012 年 | 豊田市こども発達センター副主幹（兼）のぞみ診療所副所長 |
| 2016 年 | 豊田市こども発達センター退職 |
| 2017 年 | 豊田市こども発達センター臨時職員 |
| 2017 年 | 特定非営利活動法人（NPO 法人）きらっとはーと理事長 |

## 小暮　弘子

| | |
|---|---|
| 1994 年 | 東京都歯科医師会附属歯科衛生士専門学校卒業 |
| 1994 年 | 東京都立心身障害者口腔保健センター勤務 |
| 2004 年 | 東京都立心身障害者口腔保健センター歯科衛生士主任 |
| 2011 年 | 放送大学教養学部卒業 |
| 2015 年 | 東京都立心身障害者口腔保健センター歯科衛生士主査 |

## 日山　邦枝

| | |
|---|---|
| 1977 年 | 鶴見大学女子短期大学部保健科卒業 |
| 1977 年 | 昭和大学歯科病院勤務 |
| 2003 年 | 昭和大学歯科病院歯科衛生士長 |
| 2005 年 | 大田区介護認定審査委員 |
| 2006 年 | 昭和大学口腔ケアセンター実務者委員 |
| 2007 年 | 新潟大学口腔生命福祉学科非常勤講師 |
| 2013 年 | 昭和大学附属烏山病院歯科歯科衛生士技術主幹 |
| 2014 年 | 口腔機能向上プログラム「お口の元気アップ教室」講師（世田谷区玉川歯科医師会主催） |
| 2014 年 | 国立障害者リハビリテーションセンター学院言語聴覚学科非常勤講師 |
| 2017 年 | 昭和大学学事部学事課 |
| 2017 年 | 認知症ケア指導管理士 |

## 柴田　由美

| | |
|---|---|
| 1996 年 | 日本大学歯学部附属歯科衛生専門学校卒業 |
| 1996 年 | 昭和大学歯科病院勤務 |
| 2013 年 | 新潟大学大学院医歯学総合研究科口腔生命福祉学専攻修士課程修了 |
| 2014 年 | 昭和大学江東豊洲病院歯科・歯科口腔外科勤務 |
| 2015 年 | 昭和大学大学院保健医療学研究科講師（臨床教員） |
| 2018 年 | 昭和大学歯科病院歯科・歯科口腔外科勤務 |
| 2022 年 | 昭和大学歯科病院勤務 |

## 小田　奈央

| | |
|---|---|
| 1995 年 | 鶴見大学女子短期大学部歯科衛生士科卒業 |
| 1995 年 | 昭和大学歯科病院勤務 |
| 2009 年 | 昭和大学病院歯科室勤務 |
| 2013 年 | 昭和大学歯科病院勤務 |

## 筒井　睦

| | |
|---|---|
| 1979 年 | 大阪歯科大学歯科衛生士専門学校卒業 |
| 1979 年 | 大阪歯科大学附属病院勤務 |
| 1986 年 | 立命館大学文学部人文学科卒業 |
| 2003 年 | 京都教育大学大学院教育研究科修士課程（障害児教育）修了 |
| 2009 年 | 新潟大学大学院医歯学総合研究科口腔生命科学専攻口腔健康科学講座小児歯科学分野博士課程修了 |
| 2010 年 | 九州看護福祉大学看護福祉学部口腔保健学科専任講師 |
| 2016 年 | 梅花女子大学看護保健学部口腔保健学科教授（～2020 年 3 月） |

## 村井　朋代
（むらい　ともよ）

| | |
|---|---|
| 1984 年 | 日本女子衛生短期大学保健科卒業 |
| 1984 年 | 神奈川歯科大学附属病院保存科勤務 |
| 2008 年 | 日本障害者歯科学会指導歯科衛生士取得 |
| 2015 年 | 梅花女子大学看護保健学部口腔保健学科専任講師（～ 2023 年） |
| 2018 年 | 新潟大学大学院医歯学総合研究科口腔生命科学専攻口腔健康科学講座小児歯科学分野博士課程修了 |
| 2018 年 | 日本摂食嚥下リハビリテーション学会認定士取得 |
| 2023 年 | 宝塚医療大学医療保健学部口腔保健学科准教授 |

## 中野恵美子
（なかのえみこ）

| | |
|---|---|
| 1986 年 | 東京医科歯科大学歯学部附属歯科衛生士学校卒業 |
| 1993 年 | 清瀬上宮病院（現清瀬リハビリテーション病院）歯科勤務 |
| 2001 年 | エイズ予防財団リサーチ・レジデント |
| 2006 年 | 静岡県立大学短期大学部歯科衛生学科講師 |
| 2019 年 | 目白大学短期大学部歯科衛生学科教授 |

## 芳賀　留美
（はが　るみ）

| | |
|---|---|
| 1974 年 | 日本大学歯学部附属歯科衛生士学校卒業 |
| 1974 年 | 日本大学歯学部附属歯科病院勤務 |
| 1994 年 | 東京都調布市歯科医師会小島町歯科診療所勤務 |
| 2002 年 | 芳賀デンタルクリニック（現・芳賀デンタルクリニック湘南）勤務 |
| 2009 年 | 日本歯科衛生士会認定歯科衛生士（認定分野：障害者歯科）取得 |

## 望月かおり
（もちづき）

| | |
|---|---|
| 1984 年 | 日本女子衛生短期大学卒業 |
| 1984 年 | 下里歯科医院勤務 |
| 1990 年 | Ｔ＆Ｔ雨宮デンタルクリニック勤務 |
| 2001 年 | 伊勢原市役所臨時職員 |
| 2004 年 | 芳賀デンタルクリニック（現・芳賀デンタルクリニック湘南）勤務 |
| 2009 年 | 日本歯科衛生士会認定歯科衛生士（認定分野：障害者歯科）取得 |

## 三輪　直子
（みわ　なおこ）

| | |
|---|---|
| 1997 年 | 明治大学農学部農学科卒業 |
| 1999 年 | 東京医科歯科大学歯学部付属歯学衛生士学校卒業 |
| 1999 年 | グリーン歯科クリニック（神奈川県川崎市）勤務 |
| 2003 年 | 社団法人平塚歯科医師会平塚市障がい者歯科診療所勤務 |
| 2007 年 | 芳賀デンタルクリニック（現・芳賀デンタルクリニック湘南）勤務 |
| 2010 年 | 日本歯科衛生士会認定歯科衛生士（認定分野：障害者歯科）取得 |
| 2011 年 | 日本障害者歯科学会指導歯科衛生士取得 |
| 2012 年 | 日本小児歯科学会認定歯科衛生士取得 |

## 石井里加子
（いしいりかこ）

| | |
|---|---|
| 1985 年 | 日本医学院歯科衛生士専門学校卒業 |
| 1986 年 | 東京都立心身障害者口腔保健センター勤務 |
| 1999 年 | 東京都立心身障害者口腔保健センター歯科衛生士主査 |
| 2007 年 | 放送大学教養学部卒業 |
| 2012 年 | 新潟大学大学院医歯学総合研究科口腔生命科学専攻口腔健康科学講座小児歯科学分野博士課程修了 |
| 2016 年 | 九州看護福祉大学看護福祉学部口腔保健学科准教授 |
| 2017 年 | 九州看護福祉大学看護福祉学部口腔保健学科教授（～ 2021 年） |
| 2023 年 | オーラルヘルスサポート歯科すみだ勤務 |

## 南　菜穂子
（みなみ　なおこ）

| | |
|---|---|
| 1988 年 | 静岡県立厚生保育専門学校歯科衛生学科卒業 |
| 1988 年 | 藤枝市立総合病院口腔外科勤務 |
| 2003 年 | 静岡市立清水病院口腔外科勤務 |
| 2005 年 | 静岡市障害者歯科保健センター勤務 |
| 2009 年 | 日本歯科衛生士会認定歯科衛生士（認定分野：障害者歯科）取得 |
| 2009 年 | 日本障害者歯科学会指導歯科衛生士取得 |

## 高木　信恵
（たかぎ　のぶえ）

| | |
|---|---|
| 1992 年 | 福岡歯科衛生専門学校卒業 |
| 1992 年 | 医療法人発達歯科会おがた小児歯科医院勤務 |
| 2009 年 | 日本障害者歯科学会認定歯科衛生士取得 |
| 2009 年 | 日本障害者歯科学会指導歯科衛生士取得 |
| 2020 年 | 医療法人発達歯科会おがた小児歯科医院退職 |
| 2020 年 | 九州大学病院医療技術部歯科衛生室 入職 |

## 花房千重美
（はなふさちえみ）

| | |
|---|---|
| 1983 年 | 広島大学歯学部附属歯科衛生士学校卒業 |
| 1983 年 | 開業医勤務 |
| 1990 年 | 兵庫県歯科医師会口腔保健センター勤務 |
| 1995 年 | 加古川歯科保健センター勤務（～ 2023 年） |
| 2008 年 | 日本歯科衛生士会認定歯科衛生士（認定分野：障害者歯科）取得 |
| 2009 年 | 日本障害者歯科学会指導歯科衛生士取得 |

## 植田　郁子
（うえた　いくこ）

| | |
|---|---|
| 2002 年 | 湘南短期大学（現神奈川歯科大学短期大学部）歯科衛生士科卒業 |
| 2002 年 | 東邦大学附属大森病院（現東邦大学医療センター大森病院）口腔外科勤務 |
| 2005 年 | 神奈川歯科大学附属横浜クリニック勤務 |
| 2009 年 | 日本障害者歯科学会認定歯科衛生士取得 |

【編者略歴（五十音順）】

**遠藤　圭子**（えんどう　けいこ）
1972 年　東京医科歯科大学歯学部附属歯科衛生士学校卒業
2004 年　東京医科歯科大学歯学部口腔保健学科講師
2006 年　東京医科歯科大学歯学部口腔保健学科准教授
2012 年　東京医科歯科大学大学院医歯学総合研究科口腔疾患予防学分野准教授
2014 年　東京医科歯科大学大学院医歯学総合研究科口腔健康教育学分野准教授
2017 年　元東京医科歯科大学大学院准教授

**白鳥たかみ**（しらとり）
1983 年　東京歯科大学歯科衛生士専門学校卒業
1993 年　東京歯科大学歯科衛生士専門学校教務主任
2017 年　東京歯科大学短期大学歯科衛生学科講師

**畠中　能子**（はたなか　よしこ）
1981 年　大阪府立公衆衛生専門学校歯科衛生科卒業
1986 年　大阪府立公衆衛生専門学校講師
2003 年　関西女子短期大学助教授
2010 年　関西女子短期大学歯科衛生学科教授

**松井　恭平**（まつい　きょうへい）
1973 年　東京歯科大学卒業
1990 年　千葉県立衛生短期大学教授
2009 年　千葉県立保健医療大学教授（〜 2013 年）
2019 年　千葉県立保健医療大学名誉教授

**森崎市治郎**（もりさきいちじろう）
1974 年　大阪大学歯学部卒業
1984 年　大阪大学歯学部小児歯科学講座講師
1989 年　大阪大学歯学部附属病院障害者歯科治療部助教授
1992 年　大阪大学歯学部附属病院障害者歯科治療部部長
2000 年　大阪大学歯学部附属病院障害者歯科治療部教授
2015 年　梅花女子大学看護保健学部口腔保健学科教授・学科長
2022 年　梅花女子大学看護保健学部口腔保健学科客員教授

※本書は『最新歯科衛生士教本』の内容を引き継ぎ，必要な箇所の見直しを行ったものです．

歯科衛生学シリーズ
障害者歯科学
ISBN 978-4-263-42626-5

2023年1月20日　第1版第1刷発行
2024年1月20日　第1版第2刷発行

監　修　一般社団法人全国歯科衛生士教育協議会
著　者　向井美惠ほか
発行者　白石泰夫
発行所　医歯薬出版株式会社
〒113-8612　東京都文京区本駒込 1−7−10
TEL. (03) 5395−7638 (編集)・7630 (販売)
FAX. (03) 5395−7639 (編集)・7633 (販売)
https://www.ishiyaku.co.jp/
郵便振替番号　00190-5-13816

乱丁・落丁の際はお取り替えいたします
印刷・永和印刷／製本・明光社
© Ishiyaku Publishers, Inc., 2023. Printed in Japan